HYORON ブックレット

安全に，そして上手に行う
難抜歯

―― 患者の全身状態の術前評価と
埋伏歯・残根の抜歯のポイント ――

〈著〉

管野貴浩　助川信太郎　古木良彦

HYORON

はじめに

　本書は"トラブルを最小限にして，いかに安全に難抜歯を行うか？"をテーマに，埋伏智歯をはじめ，残根や根肥大歯，根湾曲歯，骨性癒着歯などの，いわゆる難抜歯を"よりスムーズに，そして患者さんに極力ストレスを与えることなく行うにはどうしたらよいのか？"について，明日からの日常臨床でお役立ていただきたいと考え，一般臨床家の目線に立って執筆させていただきました．

＊

　抜歯は，歯科治療の中で最も多く行う，小さな外科処置ながらも，トラブルが生じることなく確実に結果が求められる，大切な手術です．特に"難抜歯"においては，術前の全身および局所の評価・診断，そして抜歯の手技の習得が重要で，歯・顎・口腔における小外科手術について基本手技の原理原則を知っておかねばなりません．さらに，昨今の超高齢化社会において注目される有病者歯科医療の概念や，エビデンスに基づく全身の健康管理における口腔（歯科）医療の必要性が，社会や医学・医療の中に広く認知されつつあります．"口腔の健康が全身の健康や医療の結果に影響を与え，また全身疾患（基礎疾患）が口腔にも病態をもたらす"とも言われており，歯科口腔医療の中でも"抜歯の全身への影響"は，時として大きく作用します．

　したがって，われわれ歯科医師には，全身疾患の病態や治療経過への配慮，投薬内容，周術期や術後管理などの多くの知識とともに，難抜歯の技量向上，そして関連医科との連携や，時に口腔外科専門医など高次医療機関との連携治療が求められます．

＊

　本書の初出は，月刊『日本歯科評論』の2013年に3回連載させていただいた「智歯難抜歯術の術前診断と処置，手技の実際」および2017年6月号の特集「安全に，そして上手に行う難抜歯」となりますが，そこに最新の情報と新たな知見を加え，ブックレットとして再編したものです．

　本書が日常臨床での"スムーズで安全な難抜歯施術に対する，小さなヒントや手助け"になる一冊として，先生方の本棚の片隅に加えていただけたら望外の喜びです．

2019年1月吉日

管野貴浩・助川信太郎・古木良彦

目次

Ⅰ 難抜歯を安全に行うため術前に必要なこと

Ⅱ 下顎埋伏智歯を安全に抜歯する

Ⅲ 上顎埋伏智歯を安全に抜歯する

執筆者一覧

（五十音順）

管野 貴浩（かんの たかひろ）

〒693-8501　島根県出雲市塩冶町89-1
島根大学医学部 歯科口腔外科学講座　准教授／診療科長
香川県立中央病院 歯科口腔外科　非常勤医
国際口腔顎顔面外科専門医・同口腔がん／再建外科専門医
（FIBCSOMS, FIBCSOMS-ONC/RECON）
AO-CMF International Faculty
日本口腔外科学会　指導医・専門医
日本顎顔面インプラント学会　指導医・専門医
日本がん治療認定医機構　日本がん治療認定医（歯科口腔外科）・指導責任者
歯科臨床研修指導医

助川 信太郎（すけがわ しんたろう）

〒760-8557　香川県高松市朝日町1-2-1
香川県立中央病院 歯科口腔外科　医長
日本口腔外科学会　口腔外科専門医
日本口腔科学会　認定医
日本化学療法学会　抗菌化学療法認定医
日本がん治療認定医機構　日本がん治療認定医（歯科口腔外科）
歯科臨床研修指導医

古木 良彦（ふるき よしひこ）

〒760-8557　香川県高松市朝日町1-2-1
香川県立中央病院 歯科口腔外科　部長
日本口腔外科学会　指導医・専門医
日本がん治療認定医機構　日本がん治療認定医（歯科口腔外科）
日本歯科放射線学会　指導医・専門医
日本顎関節学会　指導医・専門医
日本顎顔面インプラント学会　指導医
歯科臨床研修指導医

I

難抜歯を安全に行うため
術前に必要なこと

　抜歯は，歯科の中で頻度が最も多く，侵襲が少ないながらも立派な外科手術である．特に本書のテーマである"難抜歯"においては，術前の全身および局所の評価・診断と，正しい手術手技の習得が大切で，歯・顎・口腔における小外科手術の原理・原則を知っておかなければならない．さらに，超高齢社会を迎えて高齢の有病患者の来院が増えている中，このような患者に抜歯を実施するに際しては，患者が抱える全身（基礎）疾患や服用薬を把握し，さまざまな配慮をする必要がある．ときには口腔外科専門医や関連する医科との連携も求められる．

　本章では，術前に行うべき患者の全身と局所の評価，難抜歯を安全に進めるためのポイントについて概説する．

Ⅰ　術前の全身状態と局所の評価

　抜歯に限ったことではないが，十分な準備なくしてよい治療結果は得られない．患者の全身（基礎）疾患の有無，疾患がある場合，その治療や服薬の内容などを正確に把握し，他科との連携が必要となるかを確認しておく．そのうえで，口腔内の状態，開口量や術野の確保などの診断・評価をしておく．さらに，術野の血管や神経の走行といった解剖学的な状態を復習しておく．

　全身（基礎）疾患を有する患者へ抜歯を行う時には正確な情報収集が大切である．そのパターンは下記の4つに分類されるが，術後のトラブルを未然に防ぐためには問診，医療面接による全身状態の把握や，医科各科，高次医療機関との連携が重要である．

①　全身（基礎）疾患があるのに自覚がない患者．
②　自覚はあるのに，医科専門各科を受診していない患者．
③　不定期な受診，受診の中断期間があるが，医科専門各科への通院治療歴がある患者．
④　定期的に医科専門各科に通院し，治療を受けている患者．

　患者がどのような疾患を持ち，どの医療機関を受診しているのか，処方薬剤も確認する．患者が自身の疾患について把握していない場合には，家族や付き添いに確認をし，カルテに記録を残す．また，難抜歯は外科的侵襲，痛みやストレス，出血や感染のリスクを伴う処置であり，全身（基礎）疾患を有する患者の場合，特にバイタルサインの把握と術中の生体情報モニタリングは，患者と術者の両者に不利益を生じさせないために大切な意味を持つ．

1．バイタルサインの把握と生体情報モニタリング

　バイタルサインとは"生命兆候"であり，難抜歯が始まってから終わるまでの間，患者の異常の有無を確認する目安である．具体的には，血圧，脈拍，体温，呼吸，意

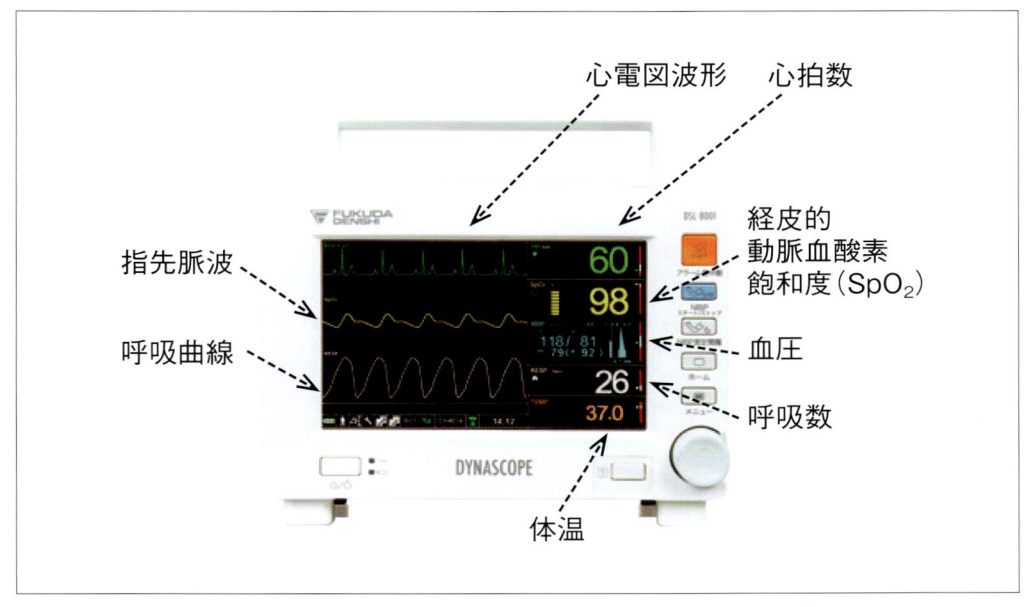

図1-1　生体情報モニタリングによるバイタルサインの把握.

識レベルであり，さらに加えて顔色，不快，ストレス等の精神的・全身的状態を評価する．生体情報モニタリングは，血圧，心拍，SpO_2（経皮的動脈血酸素飽和度），体温，心電図を計測し，モニタ画面に数値および図形で表記される（**図1-1**）．さらに，生体情報モニタリングのみでは即座に把握できない，顔色や意識レベル，呼吸の状態の変化，痛みや不快の訴えに気づいて聞き出し，即時に対処する必要がある．

　なお，歯科衛生士等のスタッフとは，計測値や患者の変化を互いに連携して確認するよう事前に申し合わせておき，"生体情報モニタリングの情報も常にスタッフ間で共有する"よう図ることが大切である．

2．難抜歯で注意を要する全身疾患

1）循環器疾患

　高血圧症：患者が無自覚の場合もあるので，バイタルサイン測定において確認し，モニタリング下で難抜歯を行う．血圧上昇が継続すると，めまい，動悸，頭痛，嘔気，発汗，耳鳴りなどを惹起し，また術中や術後の創部出血が増えて止血が困難となる．さらに糖尿病，脂質異常症，虚血性心疾患，動脈瘤などを有する場合には，心臓，脳血管，腎臓などの重要臓器にも大きな障害をきたすリスクが高まる．収縮期血圧（最高血圧）が160mmHg または拡張期血圧が100mmHg 以上になったら，いったん手術を中断し，声掛けなどで緊張を和らげ経過観察する．180mmHg 以上では降圧薬などでの対応が必要となる．血圧コントロールが不良であれば，医科や高次医療機関との連携が必要である（Point！①・②）．

POINT! ❶

＊**局所麻酔の安全使用量①**：特に血管収縮薬アドレナリンの安全と考えられる使用量

Ⅰ**度高血圧**（収縮期血圧140〜159mmHg または拡張期血圧90〜99mmHg）：45μg まで．すなわち1.8mL の通常の歯科用カートリッジ（リドカイン製剤には，２％塩酸リドカイン１mL 中に，1/8万のアドレナリン：12.5μg，または酒石酸水素アドレナリン25μg：アドレナリン換算で13.7μg が含まれる）２本まで．

Ⅱ**度高血圧**（同じく160〜179mmHg または100〜109mmHg）：同様に1.8mL の通常の歯科用カートリッジ２本まで．

Ⅲ**度高血圧**（同じく180mmHg 以上または110mmHg 以上）：アドレナリン22.5μg，すなわち1.8mL の通常の歯科用カートリッジ１本までとなる．またフェリプレシン含有局麻薬の使用も考慮されるが，アドレナリン含有局麻薬と比べて末梢血管収縮作用が弱く，術中出血量も多く，難抜歯時の除痛も不良なことが多く“疼痛や精神的ストレスによる内因性カテコラミン”が上昇し，かえって全身および局所管理が困難な状況に陥ることがしばしばある．筆者らの施設では一切使用していない．

＊**アドレナリンの作用**：①末梢血管収縮，②心拍出量増加，血圧上昇，心拍数増加，③血糖値上昇作用，④気管支拡張作用など

（日本高血圧学会高血圧治療ガイドライン作成委員会 編：高血圧治療ガイドライン2014．ライフサイエンス出版，東京，2014., 白川正順，今井　裕，川又　均，石垣佳希 編："医療連携"に役立つ有病者歯科マニュアル．医学情報社，東京，2013．より）

POINT! ❷

＊**局所麻酔の安全使用量②**：安全な血管収縮薬アドレナリンの使用量

NYHA（New York Heart Association 心疾患患者の重症度分類）**分類Ⅰ・Ⅱ**：アドレナリン40μg まで．1.8mL の通常の歯科用カートリッジ２本まで．

NYHA 分類Ⅲ：アドレナリン20μg まで．1.8mL の通常の歯科用カートリッジ１本まで．

　また一般に，心筋梗塞発症６カ月以内は，閉塞した冠動脈の側副血行路が形成される時期であり，難抜歯は極力避けるか，高次医療機関と連携を行う．

（白川正順，今井　裕，川又　均，石垣佳希 編："医療連携"に役立つ有病者歯科マニュアル．医学情報社，東京，2013．より）

　　狭心症・心筋梗塞：医科主治医と連携し，特に**コントロールされている場合，抗血小板薬，抗凝固薬は休薬させることなく，内服を継続させ手術を行うことが原則**である．モニタリング下に抜歯を行う．術中の出血量は多く，術後も持続的に出血をきたす傾向があるため，止血シーネなどの準備を行い，術後出血のリスクと可能性を十分に説明しておく．術後は止血を確認後，できるだけ閉鎖創での管理とする．事前に止血困難が予想されたり，術後出血が継続する場合には高次医療機関と連携を行う．抜歯中は，患者がストレスを感じることのないよう十分に配慮をする．

　　不整脈：病態と治療や投薬内容，ペースメーカー装着の有無など，患者の状況はさまざまであり，抜歯に際しては，医科主治医と連携し，モニタリング下で手術を行う

POINT！❸

PT-INR*：3 以下であればワルファリンカリウム（ワーファリン®）服用継続下での抜歯は可能とされるが，歯槽骨削除やフラップ形成を伴う難抜歯では，特に術中や術後の出血量も必然的に多くなるため，慎重に対応し高次医療機関との連携を考慮する．難抜歯に際しては，可能な限り直近の値を参考にする．

（白川正順, 今井　裕, 川又　均, 石垣佳希 編："医療連携"に役立つ有病者歯科マニュアル. 医学情報社, 東京, 2013. より）

POINT！❹

HbA1c 値による血糖コントロール

JDS 値（Japan Diabetes Society：日本独自の測定法による）：6.1% 以上で糖尿病

NGSP（National Glycohemoglobin Standardization Program：国際基準値）：6.5% 以上で糖尿病を疑う

＊2012年 4 月以降，国内の検査値も NGSP に準拠するようになっている．

＊ PT-INR：プロトロンビン時間 - 国際標準化比．プロトロンビン（血液凝固機能を持つ血漿中のタンパク質）の働きを調べる検査．プロトロンビンが血液凝固に至る時間（プロトロンビン時間：PT）を国際的に標準化した数値（国際標準比：INR）に置き換えたもの．

か，高次医療機関と連携を行う．特に心房細動に罹患し，ワルファリンカリウム（ワーファリン®）を常用している患者は多い（Point！③）．

2）脳血管疾患

　脳梗塞・脳出血：注意すべき事項は狭心症・心筋梗塞と同じで，抜歯はモニタリング下に行う．術中出血量が多く，術後も持続的に出血をきたす傾向があることも同様である．場合によっては，高次医療機関と連携を行う．抜歯中は，患者がストレスを感じることのないよう十分に配慮をする．

　脳血管障害の発症後 6 カ月以内は症状が安定しないため，難抜歯は極力避けるか，高次医療機関と連携を行う．また脳血管障害の主な原因疾患は高血圧症であるが，心房細動などの心疾患を原因とすることも多い．

3）代謝・内分泌疾患

　糖尿病：医科主治医と連携し，糖尿病の病悩期間，コントロール状態，内服薬や注射薬などを確認する．特に難抜歯術後の出血や感染のリスクが非常に高く，慎重に対応し高次医療機関との連携を考慮する．未治療の糖尿病患者やコントロール不良患者においては，"難抜歯による致死的合併症発症のリスク"が高い．HbA1c が，過去 1 ～ 2 カ月の長期的な血糖状態を把握する指標とされるが，難抜歯においては，何%であれば安全で，何 % 以上で危険かの基準は示されていない．難抜歯と類似すると考えられる歯周外科手術（日本歯周病学会：糖尿病患者に対する歯周治療ガイドライン 改訂第 2 版. 2014.）において，HbA1c がおおむね 7 % 未満にコントロールされていることが手術適応の参考値として示されており，7 % や 8 % を超える状態では，**通常，難抜歯はなされるべきでない**（Point！④）．

POINT! ❺

　米国 FDA のアドバイザリーボード，米国口腔顎顔面外科学会（AAOMS）は，骨粗鬆症患者において BP 製剤治療が 4 年以上にわたる場合，ビスフォスホネート由来の顎骨壊死の発生率が増加するとのデータを示している．AAOMS ポジションペーパー 2016 では，「いずれも後ろ向き研究の結果であり，症例数も少ないため，慎重に解釈されなければならない」と前置きをしたうえで，「AAOMS は骨吸収抑制薬投与を 4 年以上受けている場合，あるいは ONJ のリスク因子を有する骨粗鬆症患者に侵襲的歯科治療（難抜歯も含まれる）を行う場合には，骨折リスクを含めた全身状態が許容すれば 2 カ月前後の骨吸収抑制薬の休薬について主治医と協議，検討することを提唱している」と記載している．この AAOMS の提唱については，日本口腔外科学会も賛同して学会ホームページに公開されており（http://www.jsoms.or.jp/），さらに国際口腔顎顔面外科学会（IAOMS）も支持している．しかし，BP 製剤を休薬することによるリスクは非常に高く，最近の学術知見では長期間投与を受けていても休薬なしでの抜歯等の口腔外科手術を施術することを推奨する学術知見も多く出されている．筆者らはこれらを受け，2019 年より一切休薬することなく，十分なインフォームドコンセントのうえで難抜歯等を施術している．

　骨吸収抑制薬（ビスフォスホネート系製剤やデノスマブ）服用患者：破骨細胞の働きを抑制することにより骨吸収を阻害する薬剤で，骨粗鬆症患者および骨転移を有するがん患者の治療に広く用いられている．最新の『骨吸収抑制薬関連顎骨壊死の病態と管理』（顎骨壊死検討委員会ポジションペーパー 2016 年版）では，難抜歯などの侵襲的歯科治療前に休薬を積極的に支持する根拠には欠ける，と結論づけている．しかし，われわれ病院歯科・口腔外科をはじめ，臨床の現場では現在非常に多くの骨吸収抑制薬関連顎骨壊死（ARONJ：Anti-resorptive agents-Related Osteonecrosis of the Jaw，または薬剤関連顎骨壊死，MRONJ：Medication-Related Osteonecrosis of the Jaw．かつては BRONJ：Bisphosphonate-Related Osteonecrosis of the Jaw と呼ばれた）患者の治療に当たっている．特に重篤な ARONJ（MRONJ）患者も非常に多く，いずれも治療が困難で，難抜歯の実施においては慎重に対応し，高次医療機関との連携や患者へリスクとベネフィットを十分に説明して同意を得る必要がある（Point ! ⑤）．

3．各種エックス線写真検査

　術野の血管・神経の位置や走行，顎骨の形態，上顎洞の位置と，埋伏歯との関係を三次元的にイメージするためにエックス線検査は有用である．特に歯根の形態，長さ，太さ，本数，根尖病巣や歯周疾患の有無，歯根膜の状態（骨癒着傾向の有無），下顎管やオトガイ孔の位置，歯槽骨の状態（骨硬化像や緻密骨），上顎洞・洞底線・鼻口腔の位置関係などを統合し，シミュレーションを行って手術の手順を想定しておく．この画像診断に基づく手術計画の立案は，予期せぬ偶発症やトラブルを防ぐための"患者に優しい"小手術に重要となる．

CT（歯科用コーンビーム CT：CBCT）撮影による評価の有用性

　近年，CBCT の普及に伴い，歯科口腔領域の立体的な高解像度の画像が得られるよ

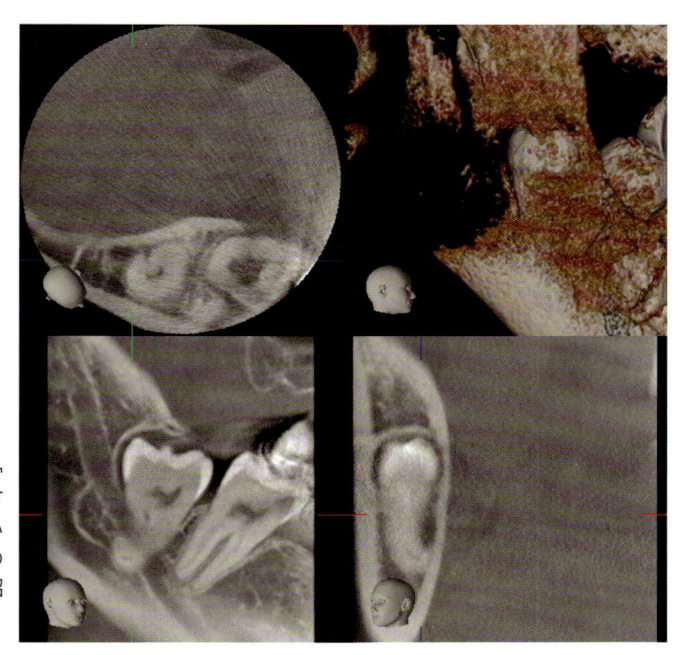

図1-2　27歳，女性，右側下顎骨性埋伏のCBCT像．智歯根尖は下顎管に巻きつくように湾曲している．抜歯後の下歯槽神経障害発症のリスクがあり，高次医療機関への紹介を考慮する．

うになり，また患者の知識の高まりとともに医療の質の向上が求められている現在，パノラマエックス線写真のような二次元画像のみでは十分な診査・診断をすることが難しいケースもある．

　CBCTは，狭い範囲での診断評価を目的として開発されており，①装置がコンパクトで安価，②空間分解能が高い（0.1mmオーダーでの診断が可能），③金属アーチファクト（画像の乱れ）が少ない，④短時間で三次元画像を構築できる，⑤座位で撮影できるため閉塞感がない，何より⑥放射線の被曝線量が少ない（同一の顎口腔を医科用CTで撮影した場合には約400〜2,400μSvの被曝線量であるのに対し，CBCTでは約20〜850μSv）等の利点を有し，価格水準の低下とともに，本邦の歯科医療機関での導入台数の増大は目覚ましい．

　一方，欠点としては，①撮影範囲が狭い，②CT値を適用できない，③画像にノイズが多い，等も挙げられるが，歯科・口腔外科領域の解剖学的に複雑な構造形態と顎顔面口腔機能の特殊性から，"より安全・安心な"診断と治療計画，インフォームドコンセントの確立のために，有用な臨床ツールである．

　特に，下顎や大臼歯の難抜歯後，下唇からオトガイ部の知覚異常は0.4〜5.5%の確率で発症するという報告があり，なかには知覚異常の改善に長期間を要するケースもある．同様に，上顎や大臼歯の難抜歯において上顎洞との関連を評価することは重要であり，歯性上顎洞炎の有無や抜歯時の上顎洞穿孔，上顎洞瘻孔の可能性など，患者のみならず術者の身体的・精神的ストレスを軽減するためにも，CBCTの三次元画像を活用した診査・診断により把握することは，今後もさらに重要になると考えられる（**図1-2**）．

4．インフォームドコンセント

　患者への説明に際しては，できるだけ専門用語を使わずに，喩えを頻用し，患者が説明された内容を容易にイメージできるよう配慮する．抜歯に伴うリスクや偶発症発症の可能性についてもよく説明して理解を得ておく．

5．術前にストレス・不安を与えない

　術前に患者に与えるストレスは，循環・呼吸状態に大きく影響を及ぼし，術中の偶発症や予期せぬトラブルの引き金になりかねない．もちろん，効果的な局所麻酔を行って無痛下での手術が基本である．近年では，静脈内鎮静併用下での手術が難抜歯などを中心に行われているが，これは可能な限り，術中の全身へのストレス回避を目的としたものである．安易な静脈内鎮静はなされるべきではなく，十分にトレーニングを積んだ認定医，専門医が確実なモニタリング下で，予期せぬ全身状態の変化に十分対応できる施設でなされるべきである．

　当科（香川県立中央病院 歯科口腔外科）では病診連携が確立しており，一泊入院または日帰りクリニカルパス管理下での静脈内鎮静併用局所麻酔下による，約3,000本の難抜歯を施行しており，高い評価を得ている（2012〜2018年，年間患者数は1,000名以上／年）．この他に少数難抜歯は，外来にて原則モニタリング管理下での局所麻酔単独にて年間約2,000本の抜歯を施行している．

6．スムーズな抜歯を可能にする原則

　清潔操作：創感染，院内感染を防止するため，器具の滅菌と清潔操作を心がける．

　適切な器具・器材の選択：部位に応じた器具をきちんと準備することが大切である．"弘法筆を選ばず" とはいかない．

　明視下・直視下での手術操作：直視直達は手術の基本である．特に解剖学的に重要な神経や血管が近接する口腔内の限られたスペースで，難抜歯を安全かつ確実に行うには，術野の確保と明るい術野環境が重要である．アシスタントの連携と指導も大切である．

　正しい姿勢：無理のない体勢で確実な手術操作が可能なように，患者の体位と術者の位置をとることが大切であり，患者の頭位と角度の調整が必要である．

　愛護的操作：外科処置はすべて愛護的に行うことが鉄則である．難抜歯であれば，後述する，粘膜骨膜の切開・剝離・翻転から，骨削除など，一連の操作を通して常に愛護的操作が術後経過にも大きく影響し，よい結果につながる．

　トラブル・偶発症への準備：予期せぬ血管損傷による出血などのトラブル発生時に慌てることがないように，出血であれば，ガーゼや電気メス，血管把持用のモスキートペアンなどの器具・器材を準備しておく．また術中の偶発症発生時には迅速な対応

① 手術時間が短ければよいわけではないが，たとえどんな難抜歯（智歯を含め）であっても，一歯に30分を超えるのであれば，改善可能な部分が含まれている.
② 低侵襲：難抜歯の手術侵襲＝手術時間＋歯肉弁または粘膜骨膜弁の切開，剝離，挙上量＋骨削除量＋骨へ負荷した力の強さ＋術後出血である.
③ 術後経過がスムーズ：もちろん①＋②の結果と考えられるが，一般的に術後の腫れや疼痛，出血の程度がバロメーターとなる.

図 1-3　上手な難抜歯を実施するためのポイント.

① 切開線は歯肉頰移行部を大きく越えるべきではない.
② 周囲骨を過剰に削除しない.
③ 暴力的操作（ヘーベル，抜歯鉗子や骨ノミ操作）により骨・軟組織を過度に挫滅させない.
④ 創部（軟組織・骨）からの出血には早期に対処する.
⑤ 縫合は無理に閉鎖縫合にしない.
⑥ 術直後からの全身的・局所創部管理と投薬処置を行う.
⑦ 術直後のみ冷罨法（クーリング／冷やしてよいのは術直後のみ！）を施し，それ以後は温罨法とする.

図 1-4　難抜歯後の過度な術後腫脹や出血をさせないポイント.

が重要であるが，まずは"一呼吸おいて落ちつく"こと．いざという時に，術者が大慌てでは，患者やスタッフなど周囲すべての大混乱を招いてしまう.

Ⅱ　上手な難抜歯とは

　手術時間が短い（早い），低侵襲，術後経過がスムーズ（出血量が少ない，腫脹が少ない，神経障害がない）である．これを実践するには，難抜歯の経験数（いかなる歯科治療も経験値がベースであることは異論がない）が必要であるが，後述する注意点や基本に忠実な手術操作を心がければ，低侵襲かつ良好な経過が得られると考えられる（**図 1-3・図 1-4**）.

Ⅲ 無痛下での難抜歯術のすすめ

　"トラブルを最小限に抑えた安全な難抜歯"の実践のためには，患者に痛みとストレスを与えることなく手術を行うことが重要である．痛みやストレスによる負荷に晒されると内因性カテコラミン（内因性のアドレナリン）が体内で産生され，**循環・呼吸・代謝系のすべてに負の作用をもたらし，トラブルへの大きなリスク因子**となる．ここに挙げる確実な局所麻酔の実施，もしくは静脈内鎮静併用による，患者へのストレスを軽減した手術が安全な難抜歯に求められる（Point！⑥）．

　表面麻酔後に浸潤麻酔を行う．予定した切開線に沿って，可動粘膜・歯肉頬移行部の根尖相当部の歯槽骨に針を刺入し，ゆっくりと麻酔薬を注入する．この時，抜歯予定部の歯槽骨周囲に広範に麻酔を奏効させるため，最初に注入して効いている範囲内に次の刺入点を求める（図1-5）．

　まずは唇側または頬側の傍骨膜・骨膜上での麻酔を行い，麻酔の効きと時間経過を見ながら深部の骨膜下へゆっくりと麻酔を行う（図1-6）．次に，歯槽骨頂や歯頸部，歯間乳頭部など歯冠側歯肉部にゆっくりと麻酔を追加する．続いて舌側または口蓋側にも，同様の順序で麻酔を注入する．抜歯中に疼痛発生の可能性が少しでもあれば，歯根膜腔への追加注射や，歯冠分割後であれば歯髄露髄部への麻酔を追加する．これによりドライソケットのリスクが上がることはない．

　上顎の場合，浸潤麻酔注射を頬側の歯肉頬移行部，臼後部，口蓋側に行う．臼後部に麻酔を行うことで，上顎神経後上歯槽枝のブロック麻酔も兼ねることができる．下顎と異なり，上顎は麻酔薬の浸潤性がよく奏効しやすい．

　とにかく無痛処置が原則である．「もう少しですから頑張ってください」などと疼痛を我慢させるとストレス負荷は上昇し，トラブルの原因になる．"難抜歯における局所麻酔は，抜髄や歯冠形成時の歯髄をターゲットとした麻酔とはちがう！""埋伏歯周囲の歯槽骨・歯槽全体を麻酔する"という概念が重要である．

下顎孔伝達麻酔

　完全埋伏歯であっても，十分な浸潤麻酔により無痛での抜歯が可能であるが，下顎智歯などの大臼歯部では，皮質骨が厚かったり，深部埋伏や完全埋伏，下歯槽神経に近接する場合，あるいは消炎後も炎症症状が残存（炎症巣組織ではpHが酸性に傾いており，局麻効果は減弱する）する場合には，下顎孔伝達麻酔の併用は非常に有用である．

　下顎孔伝達麻酔は，深部へ長い針を盲目的に進めるために，術野の解剖学的な形態の熟知と手技上のポイントを学ぶ必要はあるが，奏効する範囲が広く，持続時間も長く非常に有用な麻酔法である．しかし，神経損傷（舌神経や下歯槽神経）の可能性も

POINT! ⑥

疼痛・ストレスによる内因性カテコラミン（内因性アドレナリン）の作用＞＞＞＞＞通常数百倍歯科用局麻薬に含まれる外因性のアドレナリンの作用

＊一回の手術で安全に使える歯科用局所麻酔薬の最大投与量：局所麻酔薬中毒の観点からいえば，リドカインの許容量が健康成人で約500mgで，1.8mLの通常の歯科用カートリッジ（2％塩酸リドカイン1mL中に，1/8万のアドレナリン：12.5μg添加）で約15本となる．一方，一回のアドレナリンの安全投与量は200μgであるので，こちらの観点からは1.8mLの通常の歯科用カートリッジ9本以内となる．ぜひ記憶しておきたい数字である！

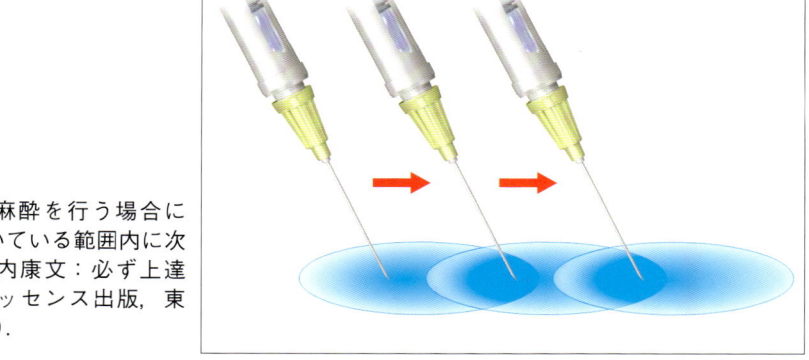

図1-5　広い範囲の麻酔を行う場合には，最初の麻酔が効いている範囲内に次の注射を行う（堀之内康文：必ず上達 抜歯手技．クインテッセンス出版，東京，2010．より改変）．

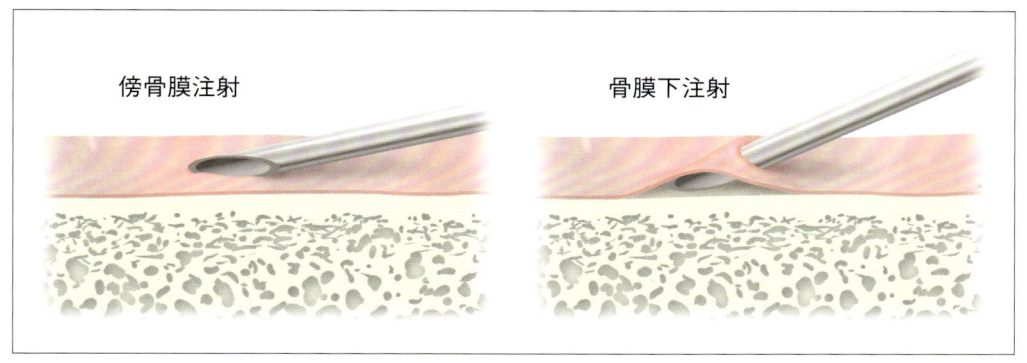

図1-6　傍骨膜と骨膜下注射の使い分けは重要である（堀之内康文：必ず上達 抜歯手技．クインテッセンス出版，東京，2010．より改変）．

少なからずあり，血管内への誤注射などに注意が必要である．筆者らは，基本的に下顎大臼歯部の難抜歯には全例で下顎孔伝達麻酔を併用しているが，一方で下顎孔伝達麻酔に関わる合併症のリスクも十分に理解したうえで実施している．先生方もその実施に際してはご留意いただきたい．下顎孔や下歯槽神経を直接狙って注射をするわけではなく，あくまでも下顎孔のおおよその位置を予想し，"翼突下顎隙（下顎枝内側面と内側翼突筋に挟まれた隙間）への浸潤麻酔"である．麻酔には，原則，血管内刺

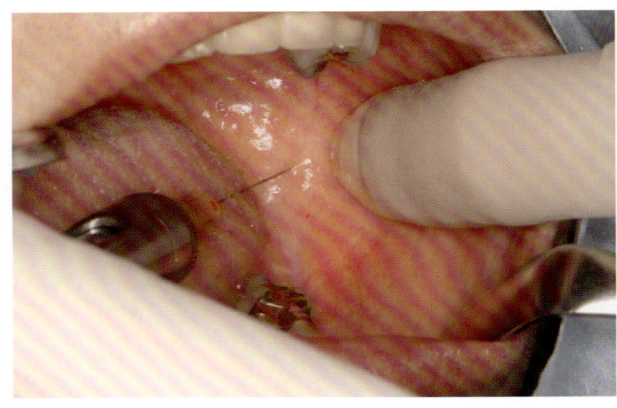
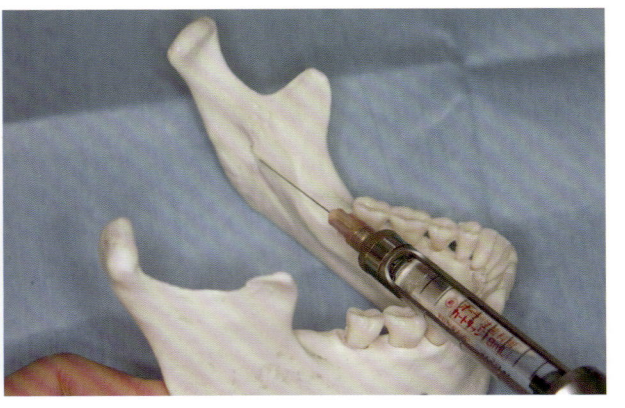

図1-7　下顎枝内斜面と伝麻針の刺入位置.

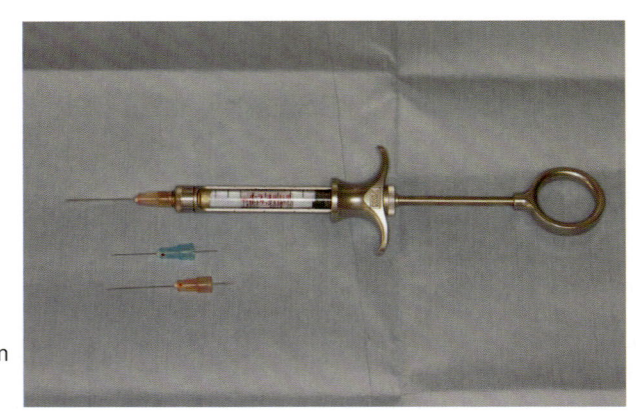

図1-8　伝達麻酔用注射筒，27G/30mm
用伝麻針，30G/21mm用浸麻針.

入を確認するため吸引が可能な注射筒と，伝達麻酔用の27G/30mmの針を用いる.

　手技の実際は，大開口させて下顎枝前縁と内斜線を指で触知し，内斜線と翼突下顎ヒダの中央のやや窪んだ部位で，下顎咬合平面の延長部から約1cm上方の位置に，反対側の小臼歯部から刺入すると，下顎枝内斜面の骨に針先が確実に当たる（**図1-7**）.刺入粘膜面から下顎孔までの距離は約20mmあるので，伝麻針を約2/3程度まで進め骨に当て，いったん吸引をして血液の逆流がないことを確認してからカートリッジ1本（1.8ml）をゆっくり注入する（**図1-8**）.

参考文献

1）堀之内康文：必ず上達　抜歯手技. クインテッセンス出版，東京，2010.
2）山根源之，外木守雄：抜歯がうまくなる臨床のポイント. 医歯薬出版，東京，2010.
3）笠崎安則，木津英樹，朝波惣一郎：智歯の抜歯ナビゲーション. クインテッセンス出版，東京，2003.
4）諏訪若子，諏訪裕彦，川原田美千代，川原田幸司，川原田みずほ：難抜歯攻略BOOK. kira books，神奈川，2015.
5）管野貴浩，今村栄作：智歯難抜歯術の術前診断と処置，手技の実際1. 術前の準備と診断，麻酔. 日本歯科評論，73(10)：97-103，2013.

II

下顎埋伏智歯を安全に抜歯する

　下顎智歯難抜歯は，術後の腫脹や疼痛などが強く表れたり，出血や下歯槽神経の知覚鈍麻，舌神経障害などの合併症も多く，歯科医師にとってできれば避けたくなる処置である．智歯抜歯に習熟している口腔外科専門医にすべての症例を紹介できればよいが，地域によっては施設が少ないなどの事情により，自分で抜歯を行わなくてはならないこともある．多少の時間を要しても，安全・確実に智歯抜歯を行えるようにしておきたい．

　下顎智歯難抜歯は，種々の方法が多くの成書や論文で報告されてきている．当然，智歯の位置や状態によって方法はさまざまであるが，それぞれの利点，欠点を理解して行うことが最も重要である．本章では，その手技の基本を確認しながら解説していく．

I 術前のエックス線写真の読影

　術前に撮影したエックス線写真から**図 2-1**に示す項目を十分に確認しておくことで，抜歯の可否，手術時間，難易度，偶発症や合併症の発生を予測し，安全で確実な抜歯を行うことができる．

　エックス線検査が必要な埋伏歯の深さなども難易度に影響するのはもちろんだが，口腔内を直接観察することにより大まかな判断が可能であることが多い．エックス線写真の読影で特に重要なのは，③下顎第二大臼歯遠心歯頸部のアンダーカットの量と，④下顎枝前縁と埋伏歯との位置関係である．下顎埋伏智歯の歯冠は，第二大臼歯の遠心歯頸部に入り込んでいることが多く，同部のアンダーカット量が大きくなれば抜歯の難易度も上がり，抜歯中に第二大臼歯を損傷するリスクも増加する．また，見逃しがちであるが，下顎枝前縁が智歯に近いと，操作スペースが非常に狭くなるため，視野が限られる．そのため，回転切削器具を意図した方向に挿入することが困難となり，歯冠分割操作などに多くの時間を要することとなる．

　下顎智歯が下顎管に近接している場合には，術中の出血や術後のオトガイ神経障害を生じさせる可能性が高く注意が必要である．近年では，CBCTの普及もあり，智歯と下顎管との位置関係を把握することは容易になった．エックス線写真にて，下顎管が湾曲していたり，下顎管の陰影の消失や欠損，歯根の透過性亢進が観察される場合には，下歯槽神経損傷を起こす可能性が高くなるとされている．下顎管との近接を認める時には，ためらわずに口腔外科専門医へ紹介することが望ましい．

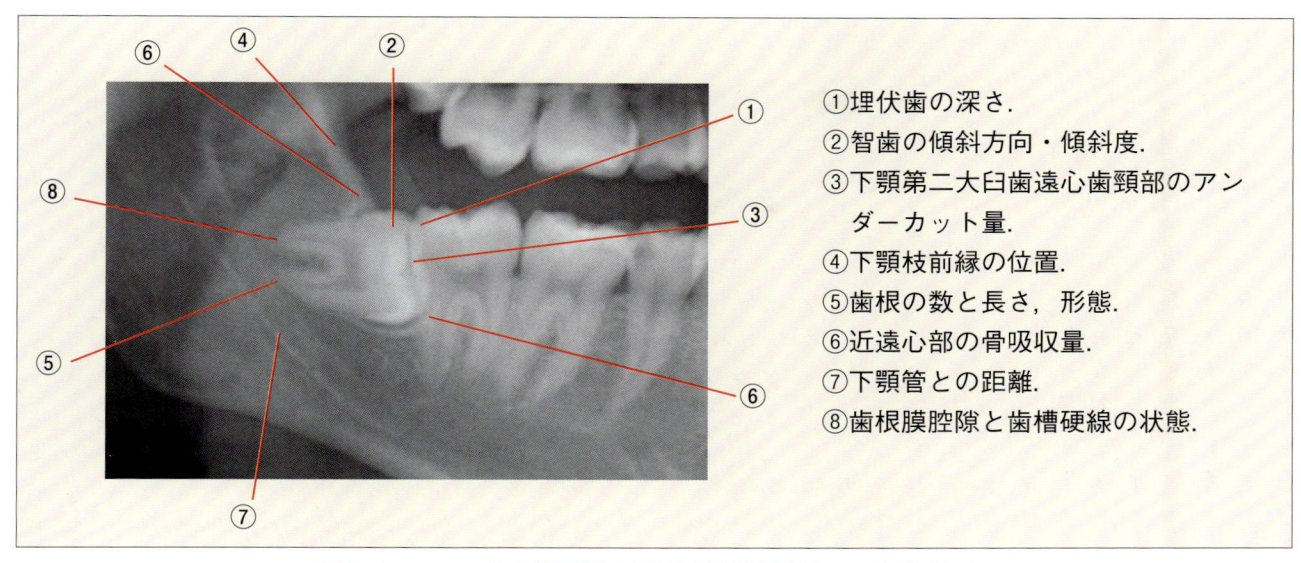

①埋伏歯の深さ.
②智歯の傾斜方向・傾斜度.
③下顎第二大臼歯遠心歯頸部のアンダーカット量.
④下顎枝前縁の位置.
⑤歯根の数と長さ，形態.
⑥近遠心部の骨吸収量.
⑦下顎管との距離.
⑧歯根膜腔隙と歯槽硬線の状態.

図2-1-a　エックス線写真による抜歯の難易度チェックポイント.

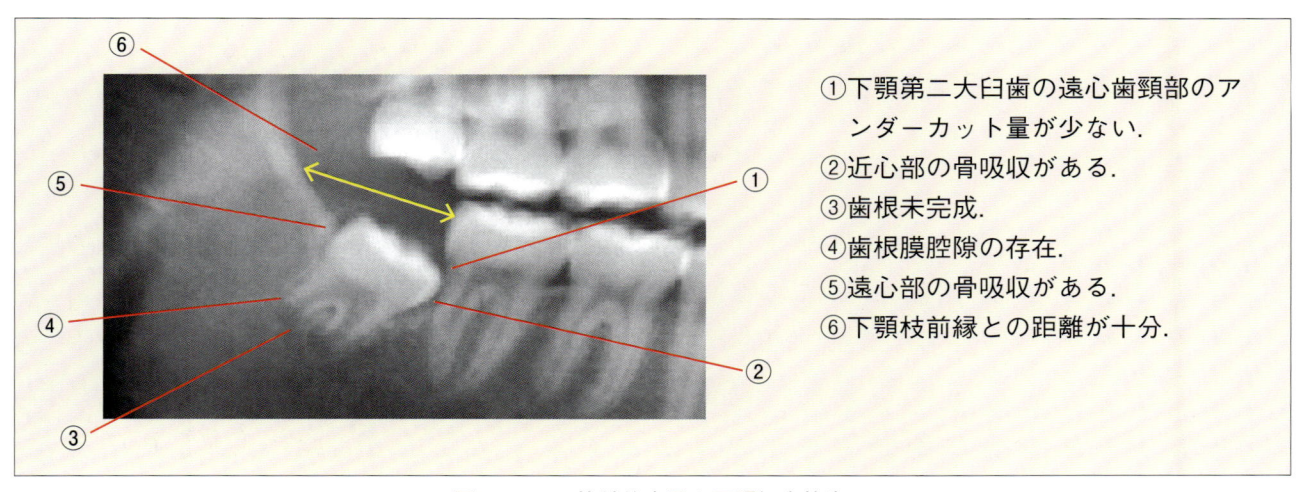

①下顎第二大臼歯の遠心歯頸部のアンダーカット量が少ない.
②近心部の骨吸収がある.
③歯根未完成.
④歯根膜腔隙の存在.
⑤遠心部の骨吸収がある.
⑥下顎枝前縁との距離が十分.

図2-1-b　比較的容易な下顎智歯抜歯.

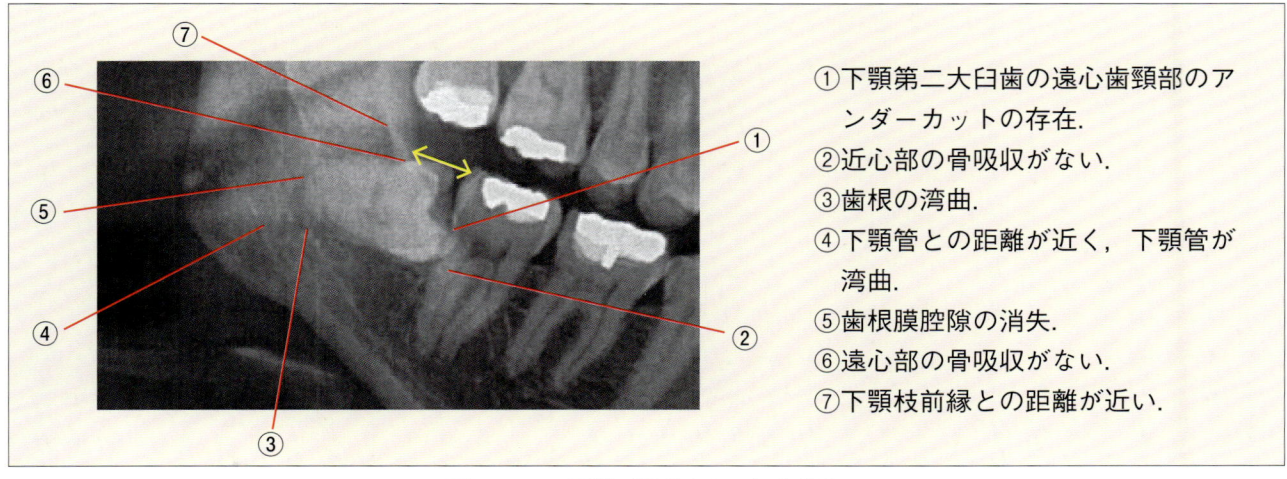

①下顎第二大臼歯の遠心歯頸部のアンダーカットの存在.
②近心部の骨吸収がない.
③歯根の湾曲.
④下顎管との距離が近く，下顎管が湾曲.
⑤歯根膜腔隙の消失.
⑥遠心部の骨吸収がない.
⑦下顎枝前縁との距離が近い.

図2-1-c　困難が予想される智歯抜歯.

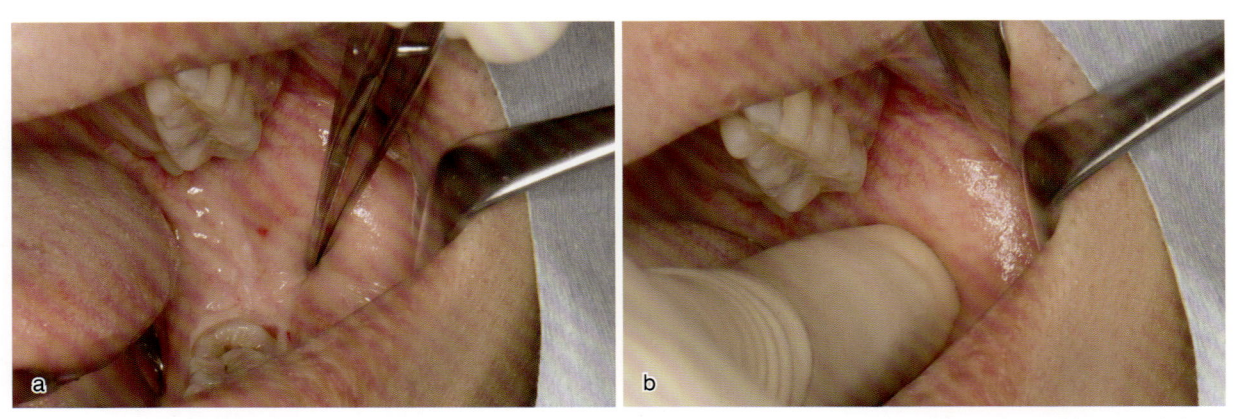

図2-2 顎骨の形態を考慮して切開線を設定する．下顎枝は第二大臼歯後方から外側に開いており，触診にて患者個々に応じた形態を把握する．
a：ピンセットによる触診．b：手指による触診．

Ⅱ 切開線の設定

　下顎智歯抜歯における切開の基本原則として，

① 　智歯の分割および骨切削のための十分な視野が得られること

② 　粘膜骨膜弁の基底部は，十分な血流を得るために広い基部を持つこと

③ 　舌神経の損傷を避けること

④ 　一次閉鎖する際にテンションをかけることなく閉鎖できること

が挙げられる．

　これらを満たす方法としては，縦切開法と袋状切開法に分類される．一般に，完全埋伏歯など骨削除量が多い時には縦切開法を用い，不完全埋伏歯で骨切削量が少ない時には袋状切開法を選択する．本章では縦切開法を中心に解説する．

1．遠心部の切開

　遠心切開は縦切開法，袋状切開法に共通した方法であり，第二大臼歯遠心部より後方に切開を行う．ピンセットや手指などで外斜線に触れて顎骨の形態を確認しながら，口腔粘膜に十分な緊張を加えて切開を行う（**図2-2**）．この時の最大のポイントは，舌神経損傷を防ぐために舌側に切開線を設定しないことである．下顎枝と下顎骨骨体部の関係は，下顎枝は歯列より後方では15〜20°の角度で頬側に広がっている（**図2-3**）．このため，十分に下顎枝を触知し形態を把握したうえで切開線は頬側に設定する必要がある．切開の起始点は第二大臼歯部の舌側，中央，頬側が挙げられる

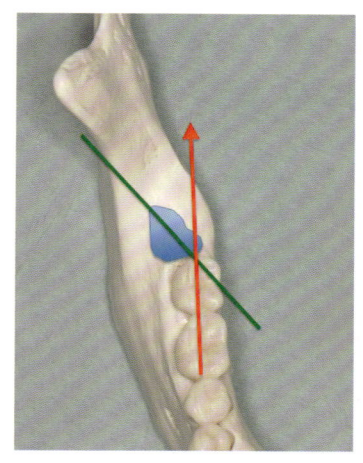

図2-3　下顎枝と下顎骨体部の位置関係．下顎枝は歯列より後方では15〜20°の角度で外側に開いている．

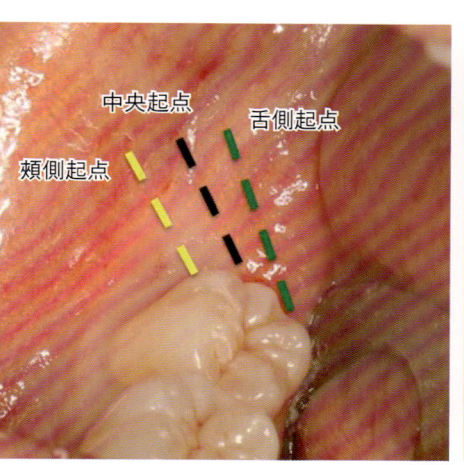

図2-4　遠心切開の起始点．筆者らは，舌神経損傷を避けるため，埋伏の状態によって中央から頬側起点の間に位置させることが多い．深部の埋伏であれば舌側起点寄りとなる．

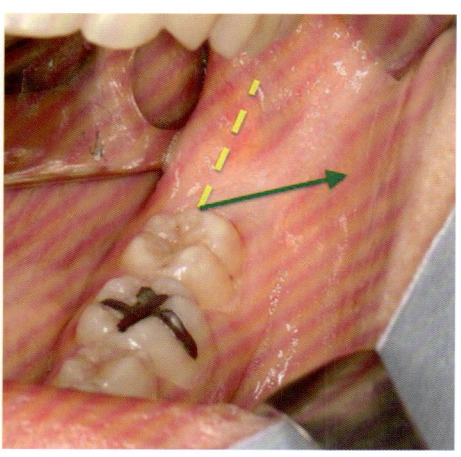

図2-5　遠心の切開線は歯列の延長線よりやや外側に約45〜60°に設定する．

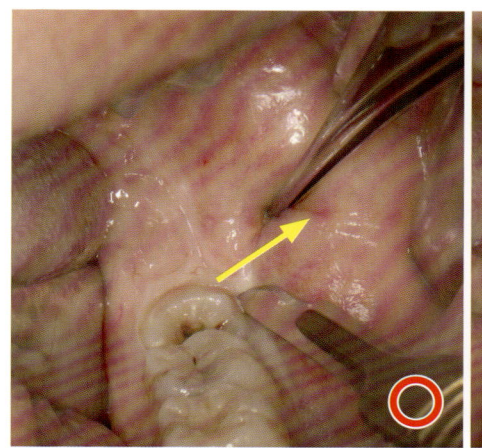
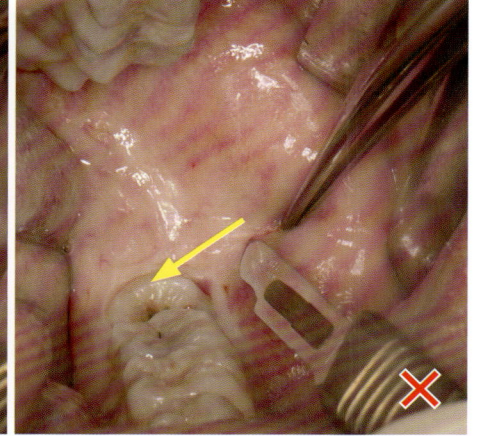

図2-6　切開線は下顎骨上に設定するのが原則．それにより，翼突下顎隙への不用意な損傷を防げる．基本は，付着歯肉から頬側の可動粘膜へ下顎骨上で切開を進めることで，確実に舌神経ならびに口腔底粘膜の損傷を防げる．

が，筆者らは舌神経損傷を避けるために，第二大臼歯の頬側寄りまたは中央に位置させている（**図2-4**）．これは舌神経の15〜20％が歯槽頂より高位に位置しているのを考慮してのことである．具体的には，外斜線と内斜線の間，歯列の延長線よりやや外側に約45〜60°に設定する（**図2-5**・**図2-6**）．また，その長さはおよそ1.5〜2cmとすることで十分な視野を得ることができる．

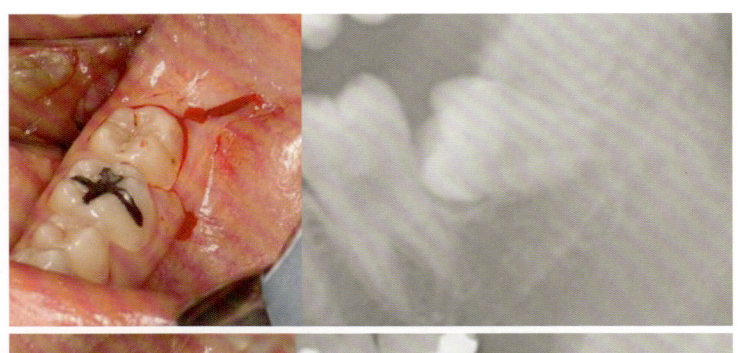
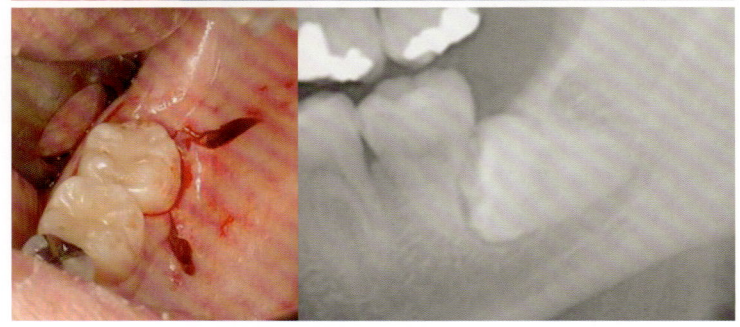

図2-7　縦切開は，付着歯肉部に留めて歯肉頬移行部を越えないようにしているが，埋伏歯が深部にあり十分な視野が得られず，粘膜骨膜弁を挫滅させてしまいそうな時には切開範囲を躊躇なく拡大している．

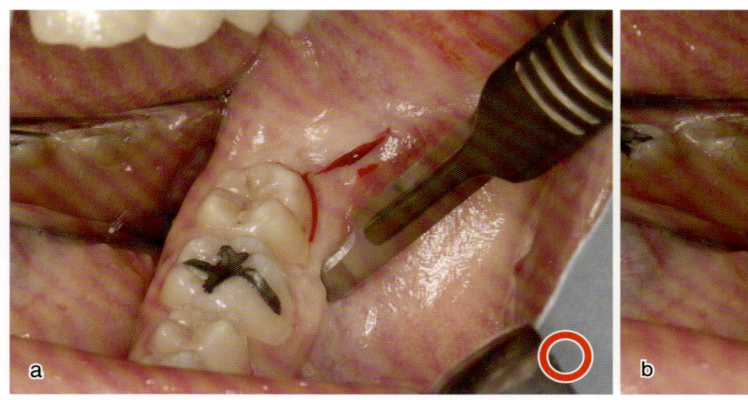
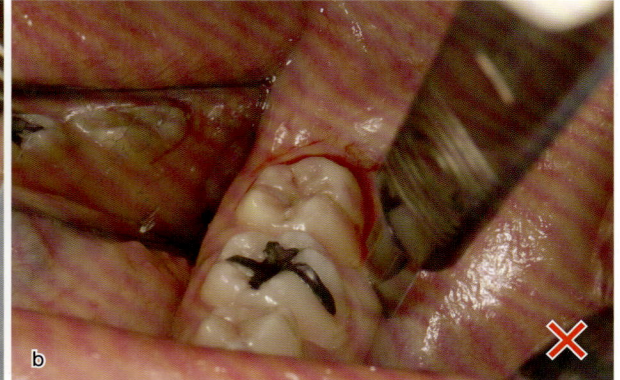

図2-8　縦切開では，口角の影響によりメスの角度が斜めになりやすいため，口角を十分に牽引して行うことが重要となる（使用メス：アルビオン♯15，日腸工業）．
a：骨面に対して垂直にメスを入れる．
b：基本的には斜めには切らない．

2．頬側縦切開

　冒頭でも述べたように，下顎智歯抜歯における切開の基本原則は，"智歯の分割および骨切削のための十分な視野が得られること"である．そのために縦切開は非常に重要である．縦切開は，付着歯肉部に留めて歯肉頬移行部を越えないようにしているが，十分な視野が得られず粘膜骨膜弁を挫滅させてしまいそうな時には，切開の範囲を躊躇なく拡大している（**図2-7**）．

　また，切開線は歯軸に対して30～45°の角度をつけて，基部を広くとることで粘膜骨膜弁への十分な血流を確保できる．縦切開では，口角の影響によりメスの角度が斜めになりやすいため，口角を十分に牽引して行うことが重要となる（**図2-8**）．

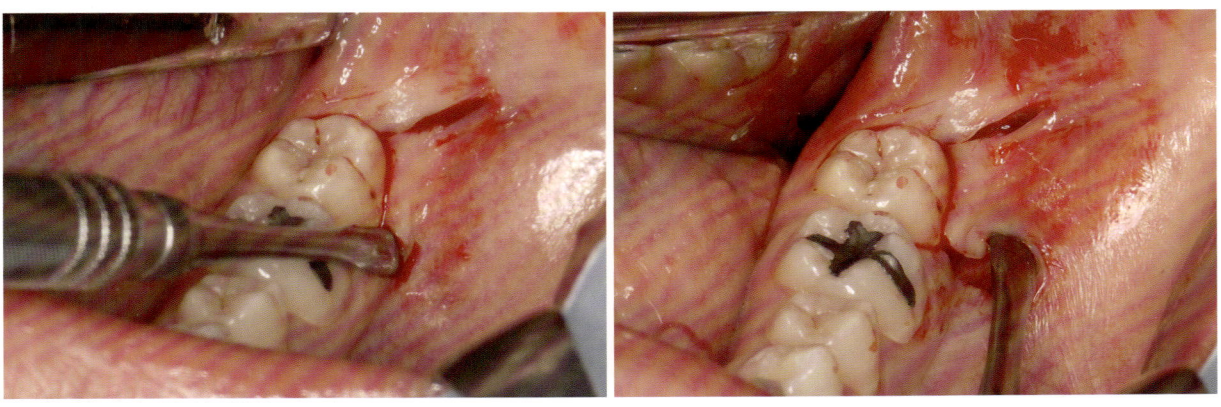

図2-9　粘膜骨膜弁の剝離は，歯周靱帯のある歯冠周囲からではなく，縦切開を行った骨面から行うと容易に行える（使用剝離子：骨膜剝離子♯13, YDM）.

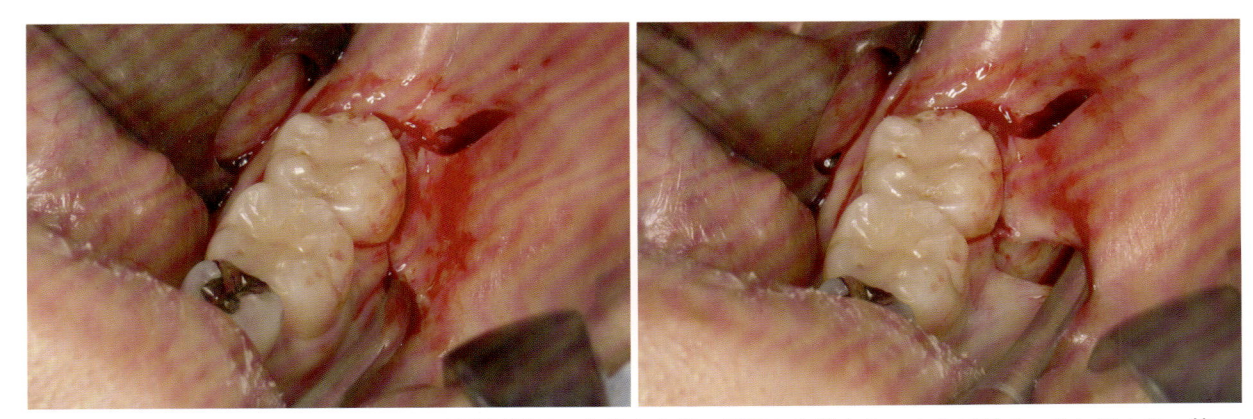

図2-10　粘膜骨膜の剝離の際には，骨膜剝離子の先端を絶対に骨面から離さないように行う．それにより，粘膜・骨膜が分層に別れてしまったり，挫滅を防ぐことができる.

Ⅲ　粘膜骨膜の切開と剝離挙上

　　粘膜骨膜部は歯頸部から歯肉頰移行部へ向けて切開する．切開の起始点が付着歯肉部で安定しており，きれいな切開創となるためである．その際に重要なのは，ピンセットや鉤などで可動粘膜に十分なテンションをかけることで容易にきれいな切開が可能となる．切開は，一気に骨膜の深さまで行う．メス刃が骨面を感じるように確実に骨膜まで切開することで，挫滅を防ぎ，骨膜への侵襲を最小限に抑えることができる.

　　粘膜骨膜の剝離挙上は，縦切開の歯肉頰移行部から行う．この部位は歯槽骨と骨膜の結合が緩く，第二大臼歯の歯頸部付近から行うより容易な剝離が可能である（**図2-9**）．骨膜剝離子を骨膜下に挿入し，骨面に接したことを確認後，粘膜・骨膜が剝がれないように，骨膜剝離子の先端を骨面から離さないようにして，全層のまま大きく展開して剝離する（**図2-10**）.

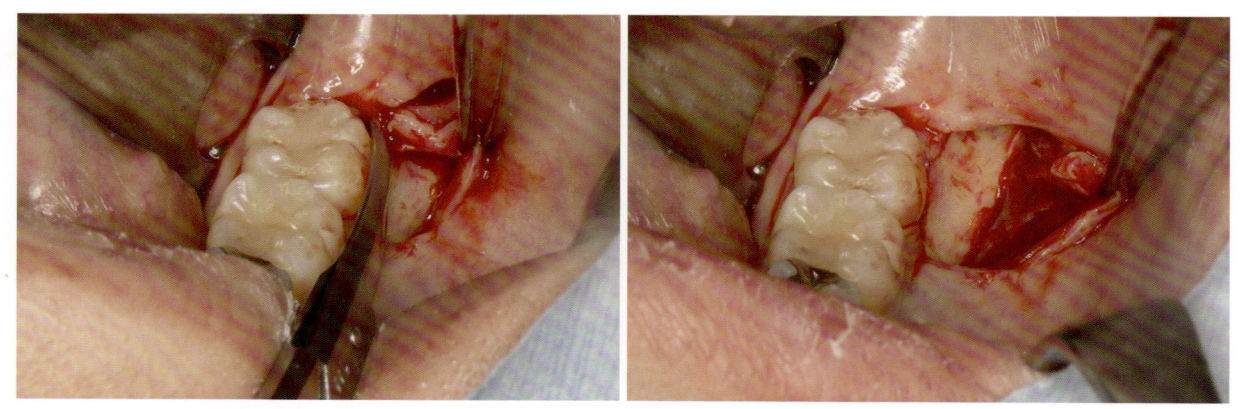

図2-11　歯肉頬移行部から歯頸部側に剥離を進めると，歯周靭帯が強固に付着している部位に遭遇することがある．無理に剥がさず，鋭的な切開を行い切離する．写真は歯肉バサミ（♯1，YDM）を用いて切離している．

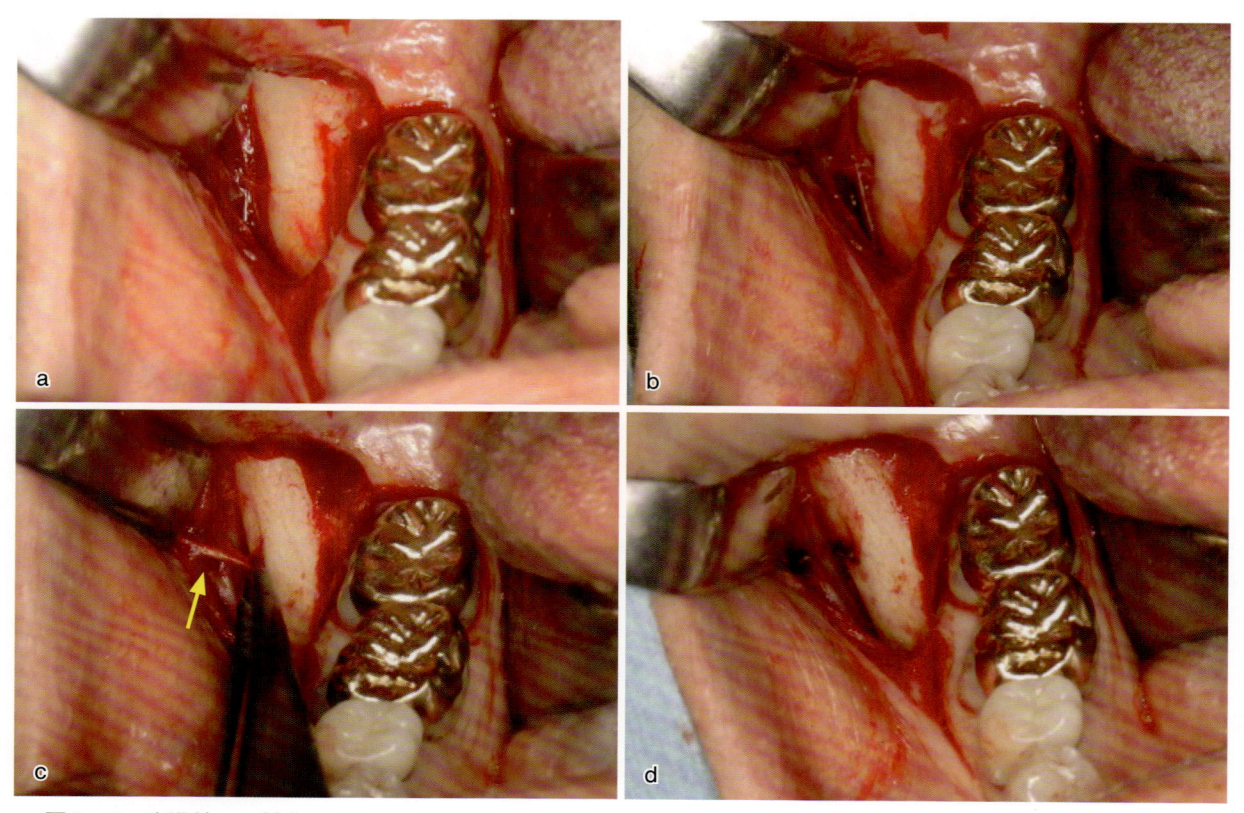

図2-12　穿通枝への対応．
a・b：粘膜骨膜を剥離翻転する時に下顎骨内に走行している穿通枝に遭遇することがある．丁寧な剥離を行うことで，確実な同定ができる．
c：露出した穿通枝．
d：穿通枝を無理に剥離すると血管を損傷して大出血してしまうことがあるので，丁寧に血管の処理を行う．写真はバイポーラ（電気メス）による焼灼凝固を行っている．

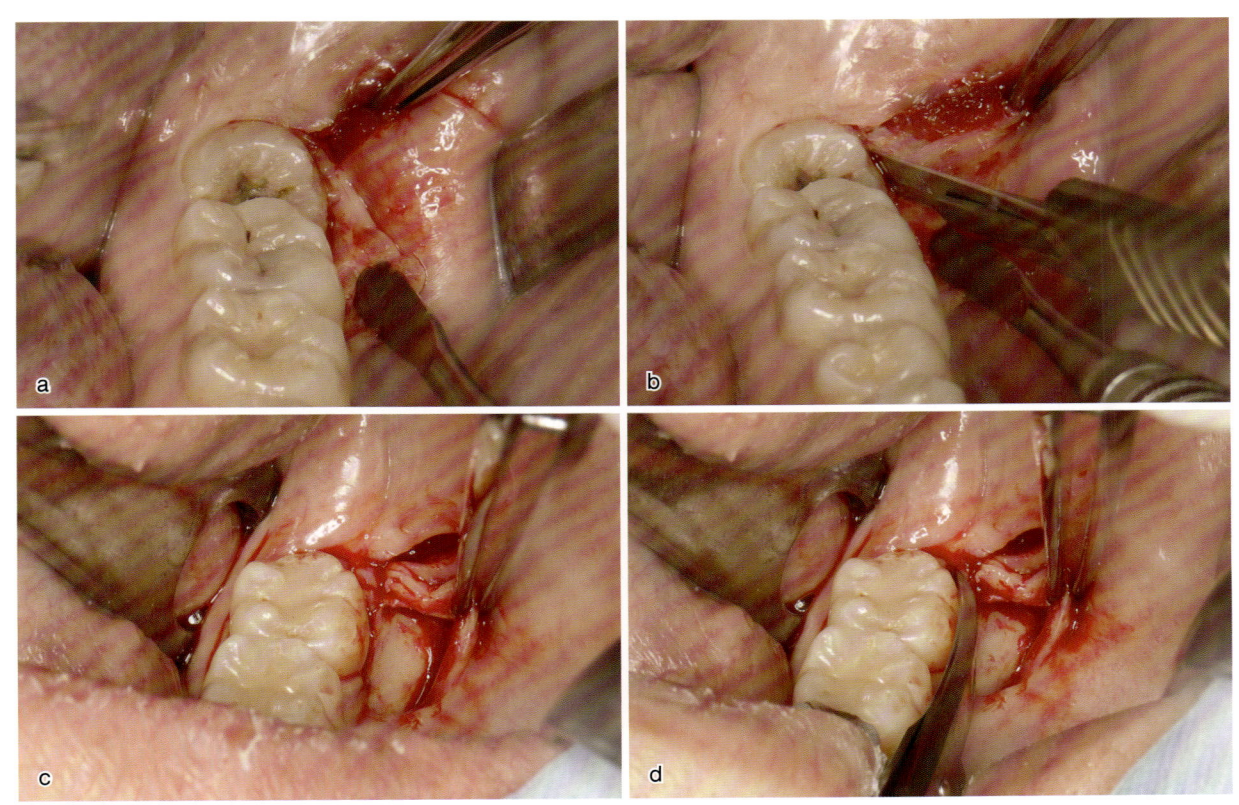

図2-13　袋状切開では，歯頸部から丁寧に剝離を行う．歯周靱帯が強固に付着しているため，鋭的な切開を行い靱帯を丁寧に切離する．
　a・b：メスを用いて切離している．
　c・d：歯肉バサミを用いて切離している．

＊**穿通枝**：顔面の血管解剖から，筋肉や骨を穿通して隣接組織に至る1〜数本の血管．これらの血管はいずれも栄養血管となっている．

　歯肉頬移行部から歯頸部側に剝離を進めると，歯周靱帯が強固に付着している部位に遭遇することがある．無理に剝がすとフラップがちぎれてしまうこともあるため，抵抗を感じたら，鋭的な切開を行い切離する．筆者らは歯肉バサミやメスを同部位の切離に頻用している（**図2-11**）．また，この時に骨面からの穿通枝＊を認めることがある．そのまま無理に剝離をすると血管を損傷して大出血してしまうことがあるので，丁寧に血管の処理を行うことも重要である（**図2-12**）．

　袋状切開を選択した時には，歯頸部から丁寧に剝離を行う．歯周靱帯が強固に付着しているため，鋭的な切開を行い靱帯を切離する．縦切開時よりも剝離は困難であるので粘膜を挫滅しやすく，より慎重かつ丁寧な操作を心がける（**図2-13**）．

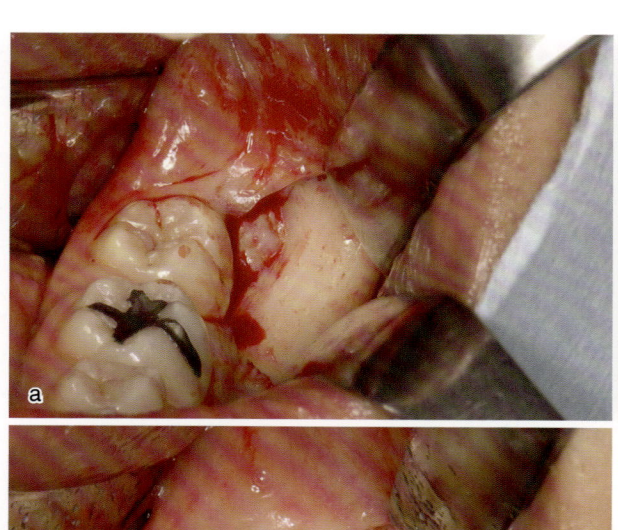
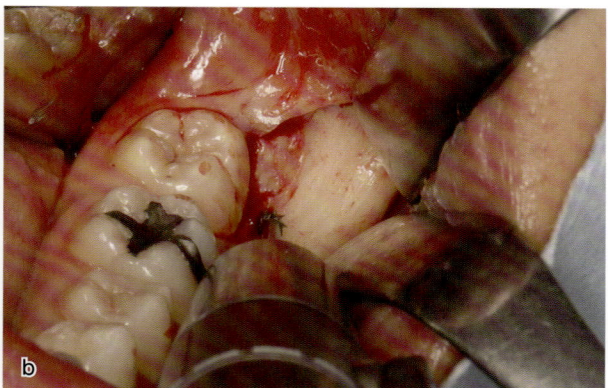
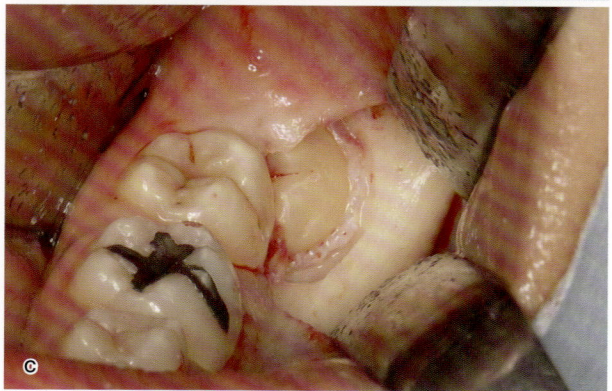

図2-14 骨削除の目的は埋伏智歯の最大豊隆部を明示することである.
a・b：回転切削器具の使用は，扁平鉤にて粘膜骨膜弁を十分に展開した状態で行う.
c：歯冠最大豊隆部直下まで確実に明示できるよう十分に骨切削を行う.

Ⅳ　骨削除の目的と注意

　　骨削除の最大の目的は，歯冠の最大豊隆部を明示し，また水平埋伏智歯抜歯で歯冠分割を行う時に歯頸部を明示することである（**図2-14**）. 骨削除に用いる器具は，骨ノミやラウンドバー，フィッシャーバー，タービンバーなどが挙げられるが，下顎骨は硬いため，骨ノミ単独での切削は困難であり，エアタービンでは頸部皮下気腫を惹起する可能性があることから，ラウンドバーなどのカーバイドバーの選択を心がけている. 筆者らは，ストレートコントラにラウンドバーを装着して使用している（**図2-15**）.

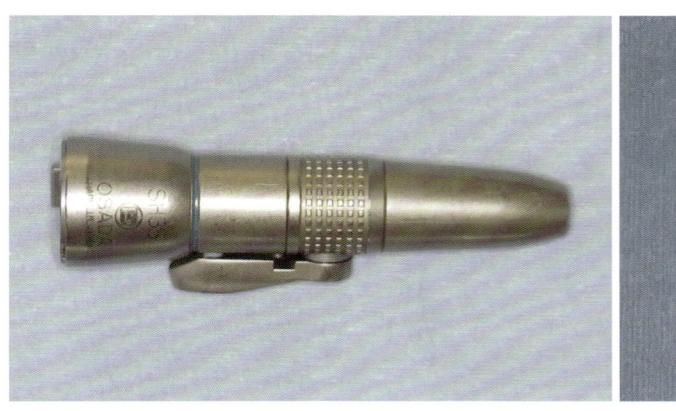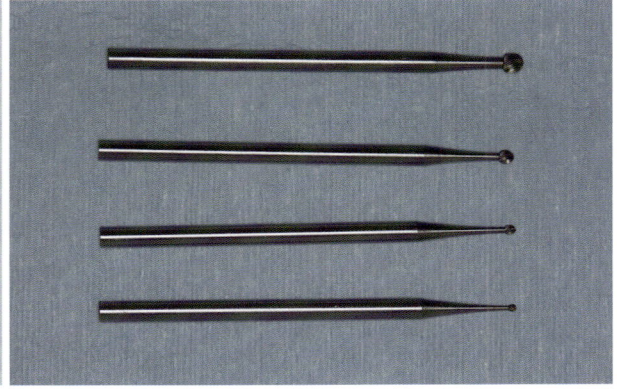

図 2-15　筆者らが骨削除で実際に使用しているストレートコントラ（長田電機工業）とラウンドバー（エラスチールバー HP（松風）. 上から♯8, ♯5, ♯3, ♯1）.

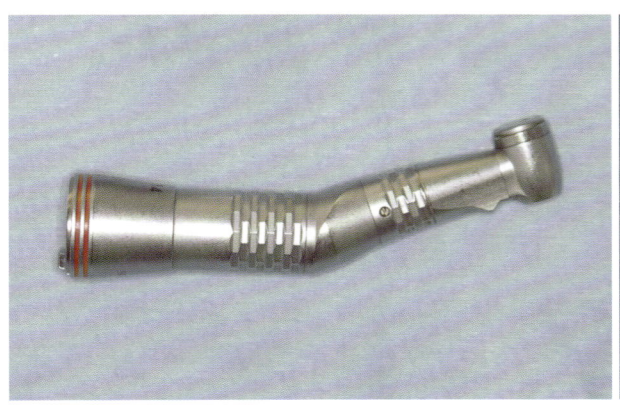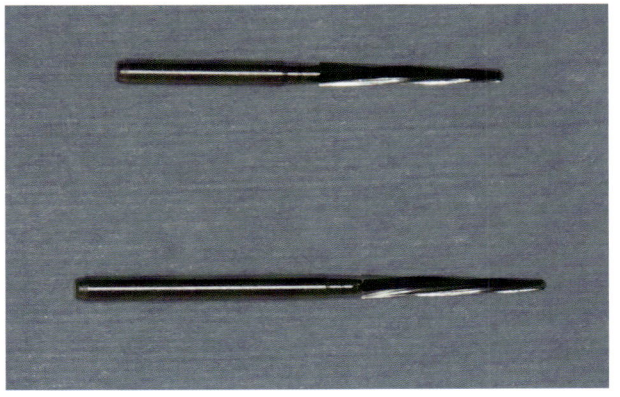

図 2-16　筆者らが歯冠分割で実際に使用している 5 倍速エンジン（長田電機工業）とゼックリアバー（松風）. バーはロングタイプの 28mm と通常の 23mm.

Ⅴ　歯冠歯根分割と歯冠の抜去

歯冠分割で重要なことは, 術前にエックス線写真にて確認した埋伏歯の傾斜度と深さ, 下顎管との位置関係である. 歯冠分割線直下に下顎管が接してなければ損傷のリスクはなく, 躊躇なくしっかりと分割する. その際, 歯冠底部の骨まで削除しないように注意する. 歯冠分割の目的は, 歯冠を取り除くことによって, 後に歯根を摘出する場所を確保することにあることを忘れてはならない.

分割に使用する器具はゼックリアバー, ダイヤモンドバー, リンデマンバーなどがあるが, 筆者らはゼックリアバーを 5 倍速エンジンに装着して使用している. バーは通常の 23mm とロングタイプの 28mm があり, 智歯の深さや隣在歯の角度によって選択している（図 2-16）.

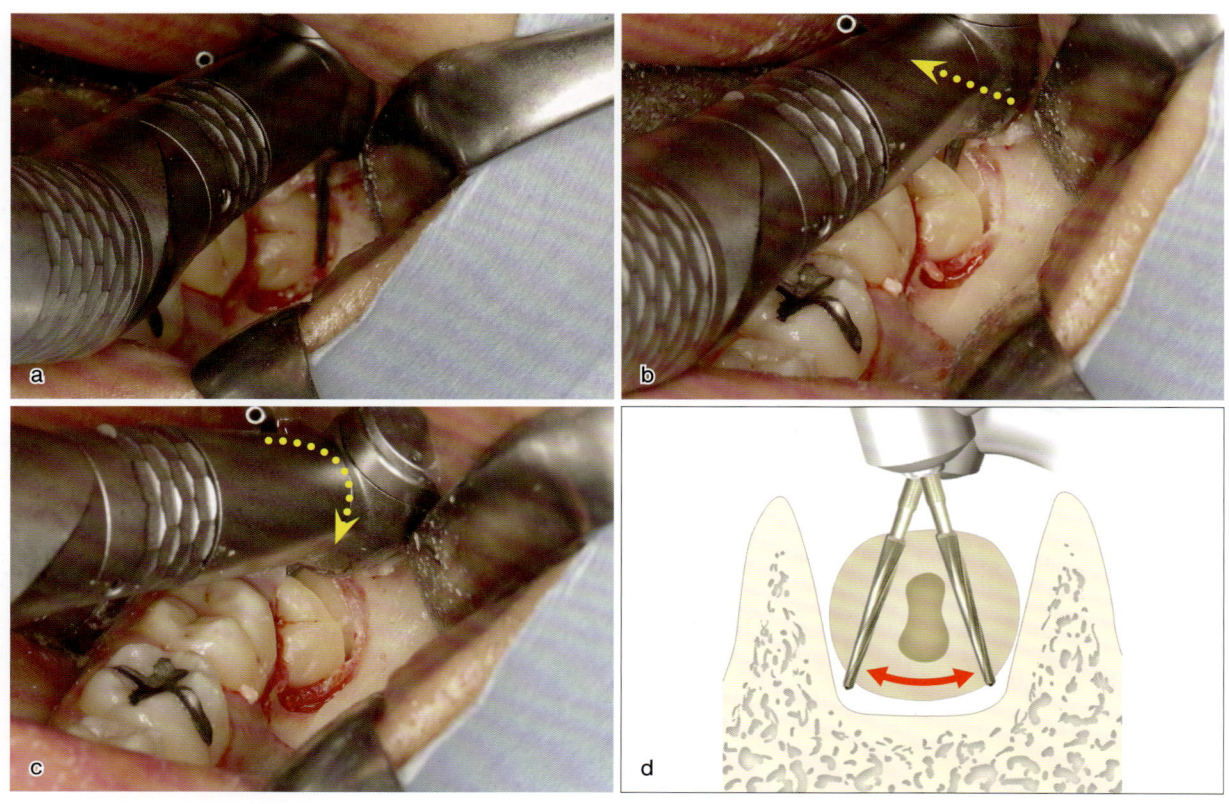

図2-17　歯冠分割のポイント.
a：第二大臼歯遠心面と平行に歯冠分割を行うことでアンダーカットを避けることができる.
b：歯冠中央までは平行移動でバーを移動させる.
c：歯冠中央より舌側はバーを回転させて, 舌側皮質骨を温存する.
d：バーはフェザータッチで, 舌側は愛護的に頬舌方向に回転させ, 歯を分割する.

　　歯冠分割は, バーを入れてから切断する平面上で扇形を描くようにヘッドを動か
し, 舌側の約4/5まで十分に切断し, 舌側下方の隅角をわずかに残す. これは, 下顎
舌側の皮質骨や舌神経への不用意な損傷を防ぐためである（図2-17）. また, 第二
大臼歯遠心面と平行にバーを入れることでアンダーカットを防ぐことができる（図
2-18）. しかし, 後方には下顎枝があるため, バーを近心に倒して入れざるを得ない
ケースにも遭遇する. はじめはやや寝かせ気味に切り込み, ある程度バーが入ったら
ヘッドを立てることで, 臼後部にスペースがなかったり開口量が十分でない時にも確
実に歯冠分割を行うことができる.

　　歯冠分割後は, ヘーベルを分割面に入れて, わずかな回転運動を加えて完全分割を
行う. この際, 強い力が必要な時にはバーによる分割が不十分であるので, 再度丁寧
にバーで切断する. また, ヘーベルを十分に分割面深部に入れて分割することが重要
である. 浅い位置でのヘーベルによる分割では, 思わぬ方向に歯が分割されてアン
ダーカットを作ってしまい, 歯冠が除去できないことがあるので注意する.

　　分割後は, ヘーベルを用いて歯冠を摘出する. 頬側よりヘーベルを挿入するため,

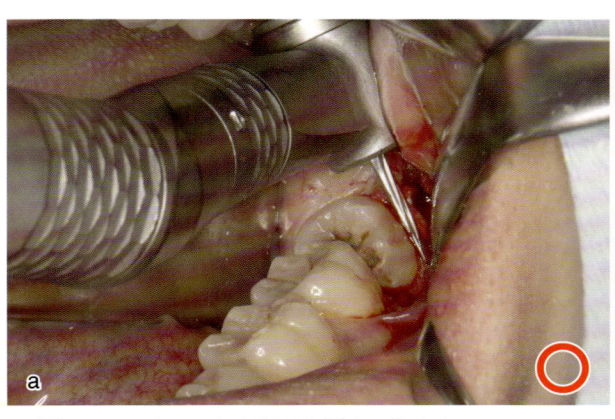
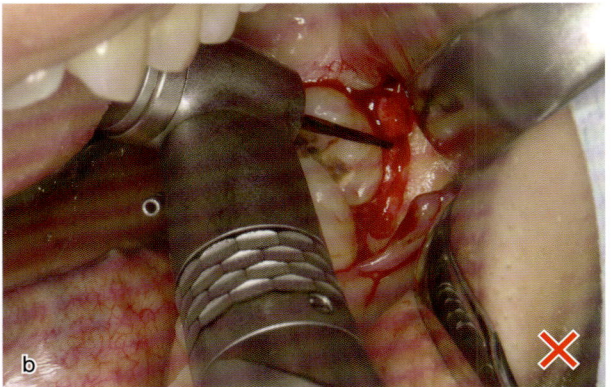

図2-18　バーによる歯冠分割時の注意点.
　a：埋伏歯と下顎枝前縁との距離が近い場合，バーの挿入が困難となるので，周囲組織の損傷に注意する.
　b：後方には下顎枝があるため，バーを近心に倒して入れがちであるが，アンダーカットになりやすく智歯の歯冠の摘出は困難となる.

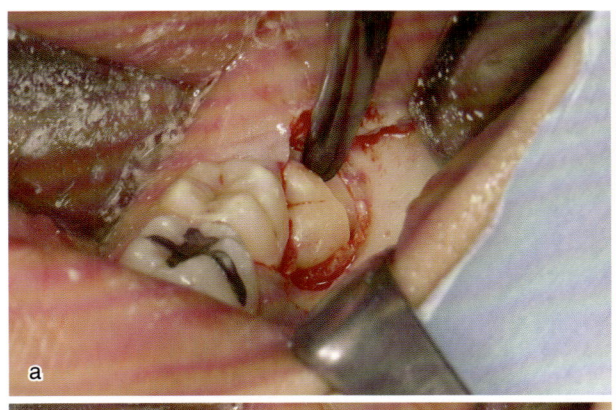
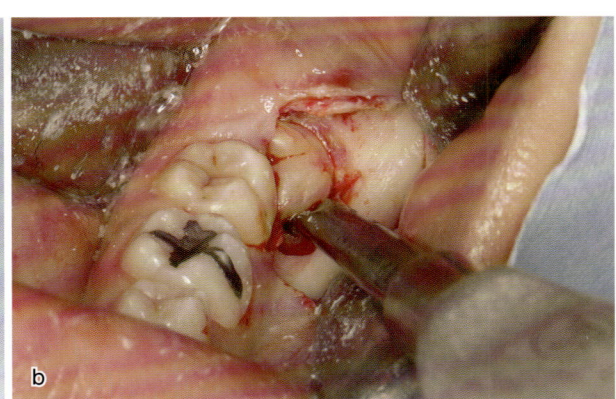
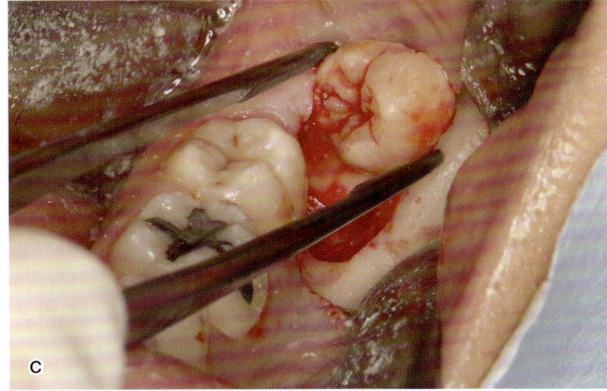

図2-19　ヘーベルによる完全分割と歯冠の除去.
　a：ヘーベルによる歯冠分割は軽い力で十分である.
　b：ヘーベルを分割歯冠直下に入れて上方に挙上する. 隣在歯に無理な力がかからないように十分に注意する.
　c：分割した歯冠はピンセットを用いて確実に把持する.

舌側方向に押し出したくなるが，無理な力を加えると舌側皮質骨を骨折や翼突下顎隙への歯冠の迷入を引き起こすことがある. そのため，歯冠下方にヘーベルを入れて頬側に抜去するように意識することが大切である.

　また，アンダーカットを残したまま過剰な力をかけると，手前の第二大臼歯に脱臼方向の力がかかるため十分に注意する（**図2-19**）.

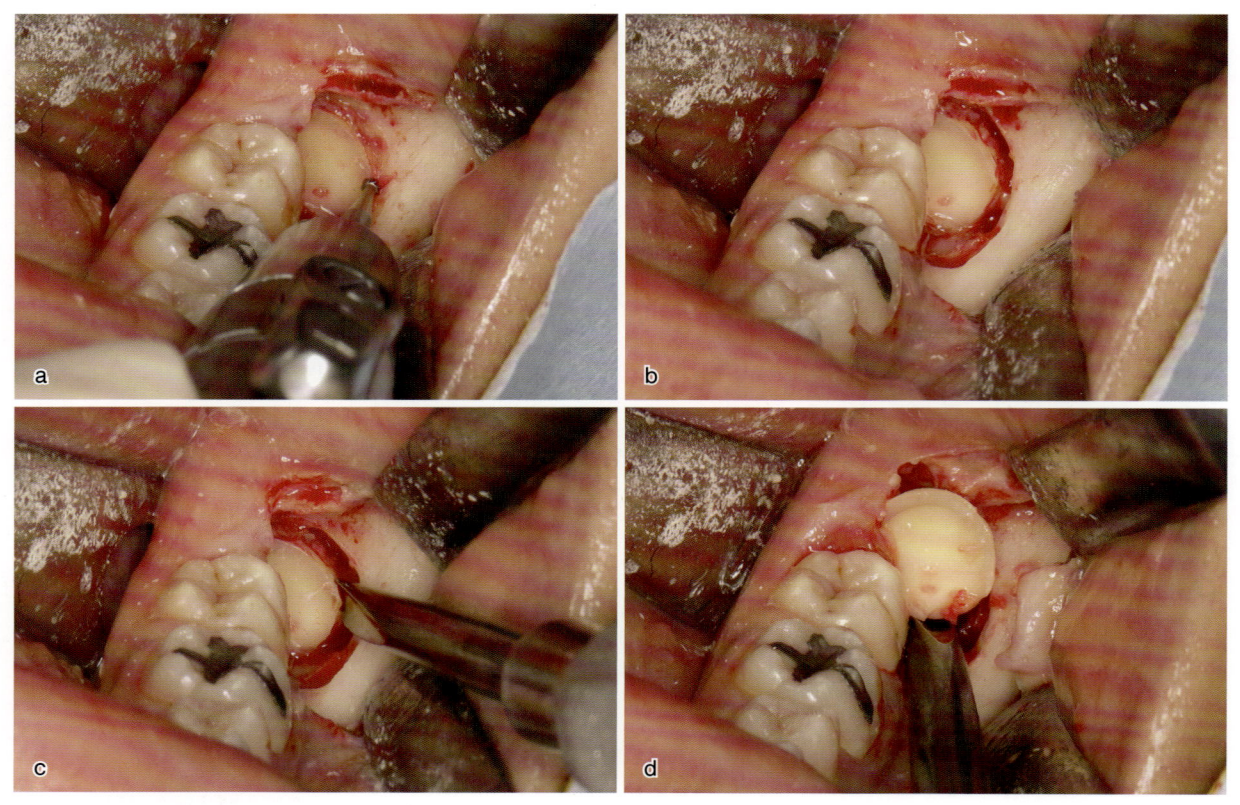

図2-20 歯根の除去.
a：バーを用いて歯根膜腔を拡大する.
b：拡大した歯根膜腔.
c：ヘーベルを挿入し脱臼させる.
d：過剰な力をかけないように抜去する. 舌側や根尖への過大な負荷は骨折や下歯槽管への損傷を引き起こすため
　絶対に行わない.

Ⅵ ヘーベルによる歯根の脱臼抜去

1. 安全な歯根抜去のコツ

　歯冠を分割した後は歯根の脱臼抜去である. 智歯の歯根膜腔に歯根の方向と軸が一致するよう近心頬側隅角にヘーベルを入れることで, 歯冠が除去されたスペースに歯根が出てくる. 歯根の萌出方向と形態を考え, 萌出方向に一致した歯根の脱臼を心がける.

　しかしながら, 水平埋伏では歯軸方向にヘーベルを入れることが困難である場合も経験する. また, 加齢とともに歯根膜腔が狭小化したり歯根と骨が癒着していたりして, 歯根膜腔がはっきりとわからない時にはヘーベルが入らない. その時には, バーを用いて歯根膜腔を拡大しヘーベルを効率的に入れるためのグルーブを形成する. グルーブの幅が広すぎたり, 深さが最大豊隆部より浅いとヘーベルが空回りするので, 十分な深さのグルーブを形成する. ヘーベルの挿入が可能になったら, 歯根に対して直角になる角度で, 歯根が前方へ移動するようにヘーベルを回転させる. この時,

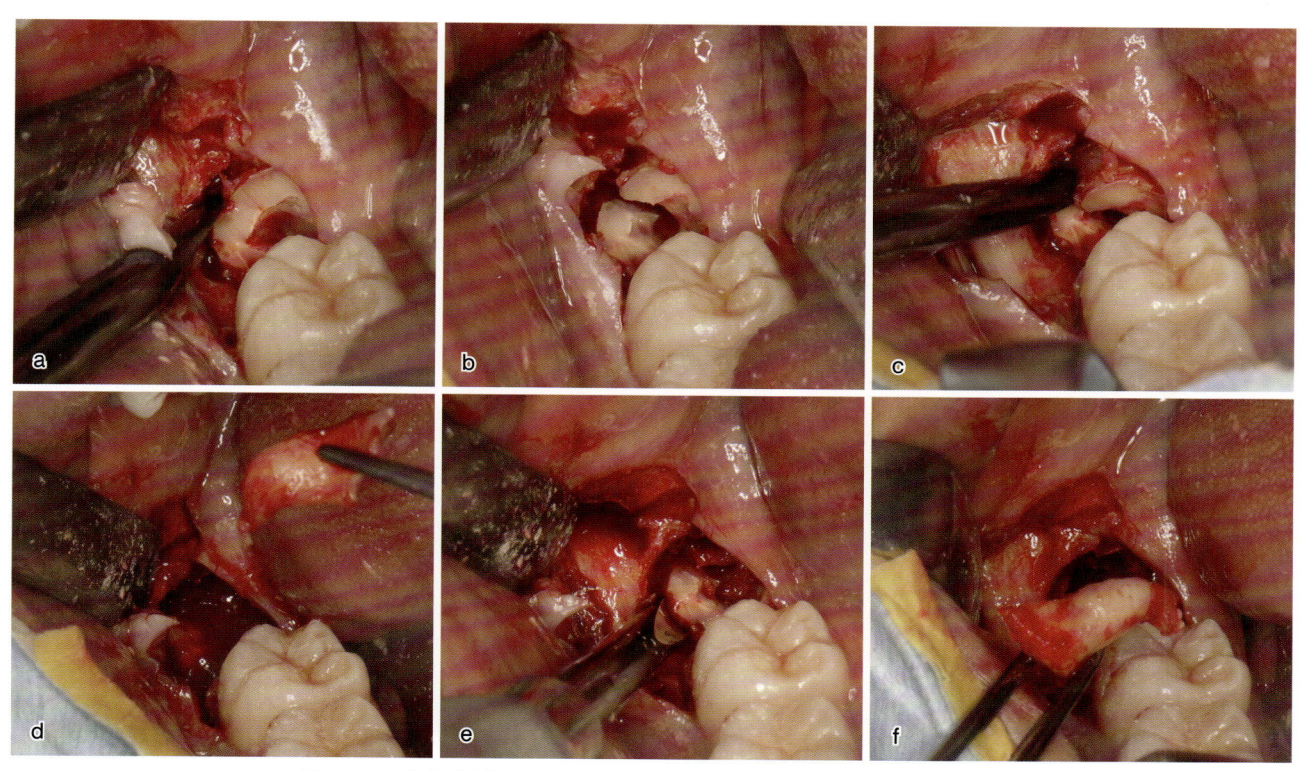

図2-21　歯根分割.
a：グルーブを形成しヘーベルで力をかけても歯根が動かない.
b：歯根分割を行う．複数根や根の湾曲によって抜去が困難である.
c：分割後は遠心根から先に抜去.
d：遠心根は湾曲根であった.
e：遠心根抜去後に近心根を抜去.
f：近心根も湾曲根であったが容易に抜去が可能.

　ヘーベルのエッジをうまく利用すると，少ない力で周囲組織に対して愛護的な抜去が可能となる（**図2-20**）.

　グルーブを形成したうえでヘーベルにより力をかけても歯根が動かないことがあり，その時には歯根分割を行う．複数根や根の湾曲によって抜去が困難であることが多いが，歯根分割操作は遠心根の上面から根分岐部に向けて行うと容易である．すでに歯冠を除去しているため，歯髄腔の形態から分岐部の位置は予測可能であり，根の形態をイメージして分割線を設定するとよい．この時，歯根をバーで完全に分割しようとすると，舌側へ穿孔するリスクがあり，頬側から中央を十分に越えたところまでバーで分割する.

　分割線は，頬側をバーで分割しておくことで，その後のヘーベルによる分割が効率よく行うことができる．頬側にヘーベルを入れて回転させることで，小さい力で歯根分割ができ，また舌側も損傷させることがない．分割後は遠心根から抜去して，次に近心根を抜去することで，明視下で安全な抜去が可能である（**図2-21**）.

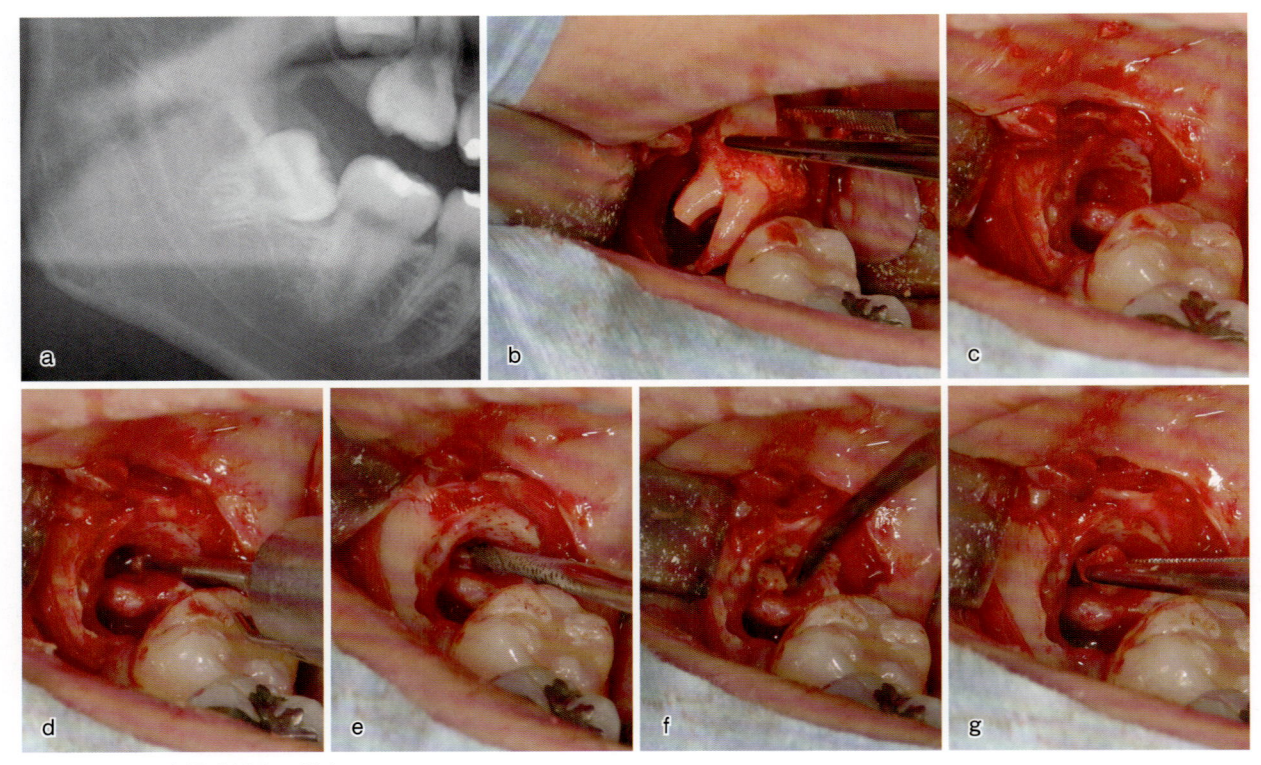

図2-22　歯根破折時の対応.
a：術前パノラマエックス線写真．近遠心根の湾曲が認められる．
b：湾曲する遠心根の破折を認める（約3mm）．
c：抜歯窩に遠心根の根尖の破折を認める．
d：最も小さなラウンドバーをやや長めにストレートコントラに装着し，ゆっくりと低速回転にて根尖周囲と骨に
　　ガイドグルーブを作成する．
e：ルートチップピックを用いて丁寧に脱臼させる．
f：ルートチップピックは押し込まずに，引っかき出すように用いる．
g：ピンセットで把持して抜去する．

2．歯根が破折した時の対応

　丁寧かつ低侵襲な抜歯操作を行っていても，強い根湾曲などの場合には根の破折を
きたすことがある．この場合，同歯がう蝕や歯周病（特に根尖性歯周炎）であれば原
則破折根も完全に除去するが，埋伏智歯抜歯の場合には深部で破折した根尖が脱臼せ
ずに残存していたり，骨性癒着した症例であれば，基本的にそのまま残存させても問
題となることはない．特に湾曲根の根尖を深部で破折させることが多くあるが，通常
このまま骨内に被包され問題とはならない．ただし，根破折時の対応として，残存さ
せる場合には十分に患者本人に説明し，同意を得ることは必須である．特に破折根尖
は下顎管に接触していたり，非常に近接していることが多く，除去操作によって下歯
槽神経障害をきたすことも考えられるため，そのリスクとそのまま残存させるかを慎
重に判断したうえで患者に説明し，同意を得ることが重要である．
　破折根周囲に感染が予想される場合や脱臼をしている状況では，除去が必要となる．

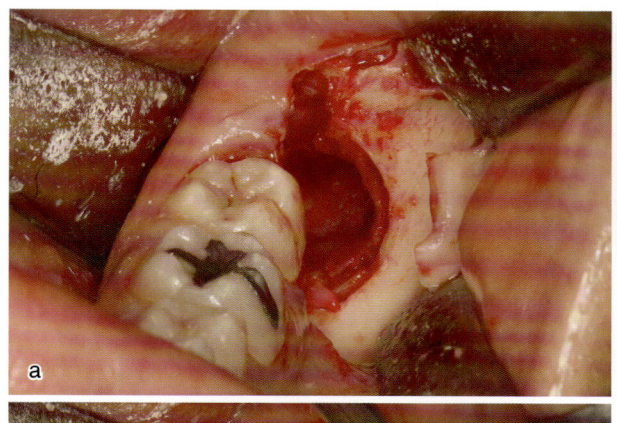
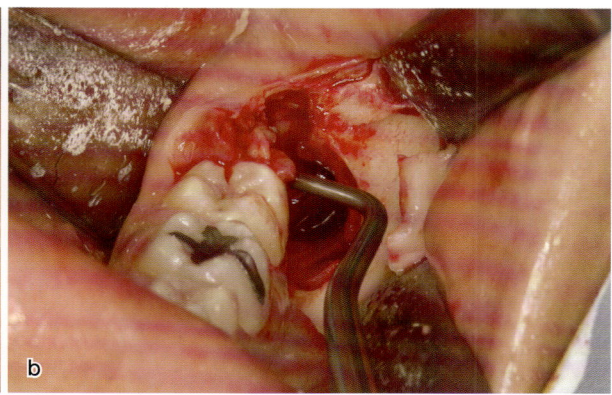
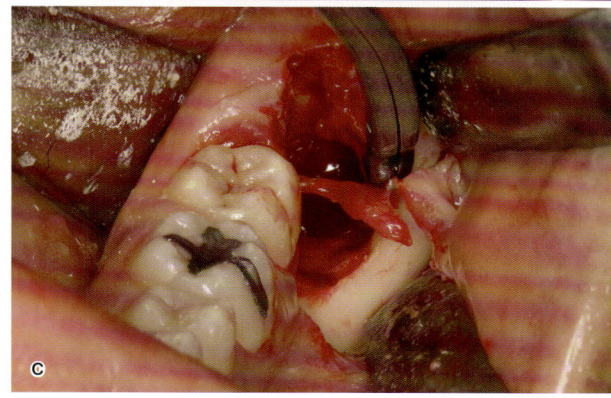

図2-23　抜歯後の不良肉芽の除去.
a：抜歯窩を示す.
b：第二大臼歯遠心には不良肉芽を認めることが多く，鋭匙を用いて丁寧に除去する.
c：ニシハタ鉗子を用いると肉芽を非常に除去しやすい.

筆者らは，下顎管に近接する小さな深部の根尖のみ（2mm以下）のものはそのまま残存させ，抜歯中または処置後にその旨を患者に十分説明し，同意と理解を得ている．一方，下顎管から多少距離のある場合や，患者本人が完全除去を希望する場合には，最も小さなラウンドバーを低速回転にて，十分な注水下で根尖周囲と骨に小さなガイドグルーブを作成し，ルートチップピック（ルートチップピッカー）を用いて丁寧に除去を行う（**図2-22**）．その際，絶対に深部・下顎管方向へ押し込む力を加えないよう細心の注意を払う必要がある.

Ⅶ　不良肉芽除去，洗浄，縫合

　抜歯後は，歯冠や歯根の取り残し，器具の破折の有無，舌側皮質骨の損傷の有無，下歯槽神経の露出の有無について確認を行う．舌側皮質骨の損傷がある時には同部位からの出血も確認する.

　不良肉芽は，智歯歯冠の存在していた部位に多く，第二大臼歯遠心面は特に注意して観察する．肉芽は歯科用鋭匙で掻爬するが，摘出に筆者らはニシハタ鉗子を用いている．先端が湾曲しているため，第二大臼歯遠心面など器具が届きにくい部位にも容易に到達可能であり，大変便利である（**図2-23**）．その後，抜歯窩の洗浄を行うが，

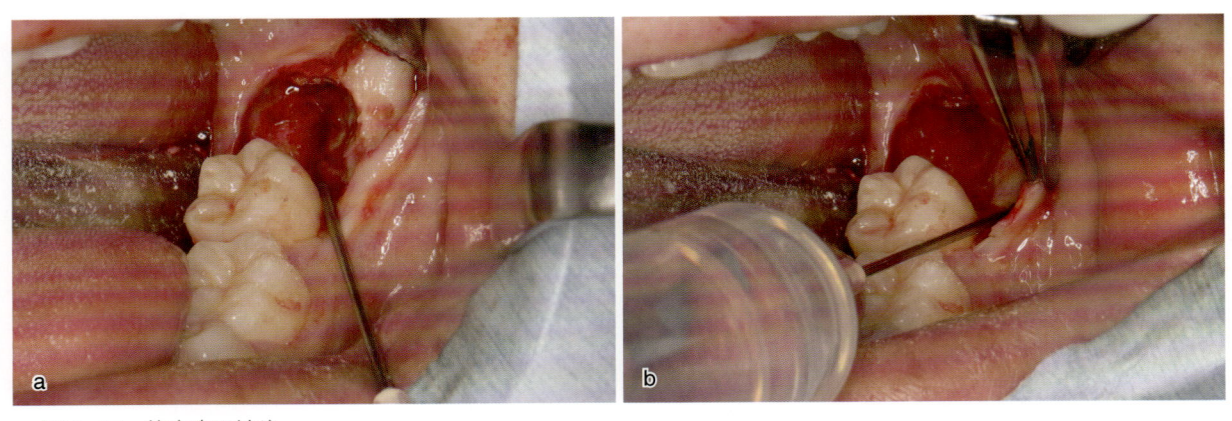

図2-24　抜歯窩の洗浄.
　a：通常の抜歯窩の洗浄.
　b：粘膜骨膜弁下の洗浄.　粘膜骨膜弁をピンセットを用いて把持し切削片を洗い流す.　袋状切開の時には特に注意
　　する.

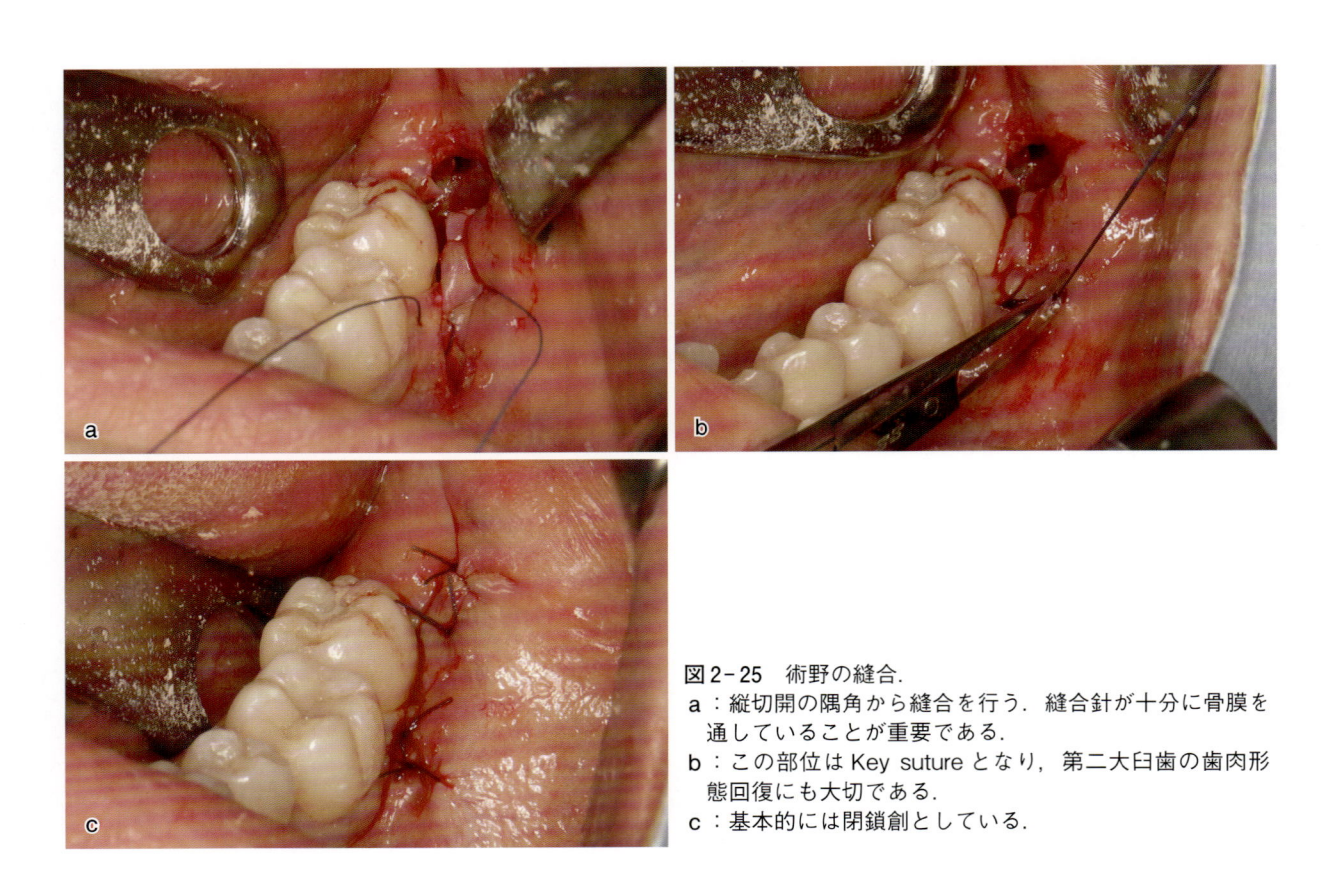

図2-25　術野の縫合.
　a：縦切開の隅角から縫合を行う.　縫合針が十分に骨膜を
　　通していることが重要である.
　b：この部位は Key suture となり，第二大臼歯の歯肉形
　　態回復にも大切である.
　c：基本的には閉鎖創としている.

　粘膜骨膜弁下に小骨片や切削片が含まれていることがあるため，ピンセットで粘膜骨膜を把持して内部まで十分に生理食塩水を用いて洗浄する（図2-24）.
　縫合は，筆者らは基本的には閉鎖創としている.　粘膜骨膜弁を復位させ，まず縦切開部の近心縫合を行い，次に第二大臼歯直後の遠心舌側縫合を行う.　重要なことは，粘膜骨膜弁を縫合糸で固定する際に，切開した骨膜の断端を合わせることである.　そ

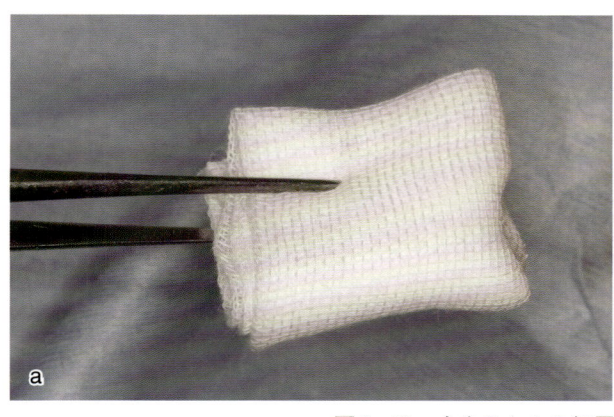 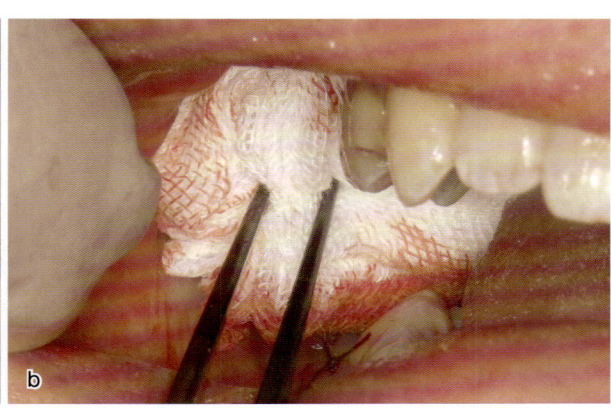

図2-26　止血のための処置.
a：創部圧迫用ガーゼは局所止血に最も効果的である.
b：抜歯窩を十分に圧迫できるように挿入する.

のためには，縫合針が粘膜のみでなく骨膜まで十分に通っていることをピンセットで弁を把持し確認する．そうすることで，結紮した際に粘膜の挫滅を防ぎ，確実な縫合が可能となる（**図2-25**）.

　抜歯後は，創部圧迫用ガーゼを抜歯部位まで押し込んでしっかり噛ませる．抜歯後の出血には最も簡単で有効な止血法である（**図2-26**）．患者はどうしても抜歯窩の部位を避け，残存歯で噛んでしまいがちなので，抜歯窩が圧迫されていないと十分な止血効果が得られないことを患者に理解してもらうことが重要である.

参考文献

1 ）Pogrel MA, Goldman KE：Lingual flap retraction for third molar removal. J Oral Maxillofac Surg，62 （9）: 1125-1130, 2004.

III

上顎埋伏智歯を
安全に抜歯する

　上顎智歯難抜歯は，下顎とは異なる解剖学的な特徴を理解して行うことが重要である（**図3-1**）．抜歯時に押さえておきたいポイントは次の3つである．

> ① 第二大臼歯遠心にある智歯歯冠のアンダーカット部を分割しない．
>
> ② 頰側の骨を削除して埋伏歯の近心頰側歯頸部を露出させる．
>
> ③ 頰側に向かって摘出する．

　術前にエックス線写真を撮影し，難易度や合併症などの発生を予測しておくことは，下顎埋伏智歯の場合と同様である（**図3-2**）．

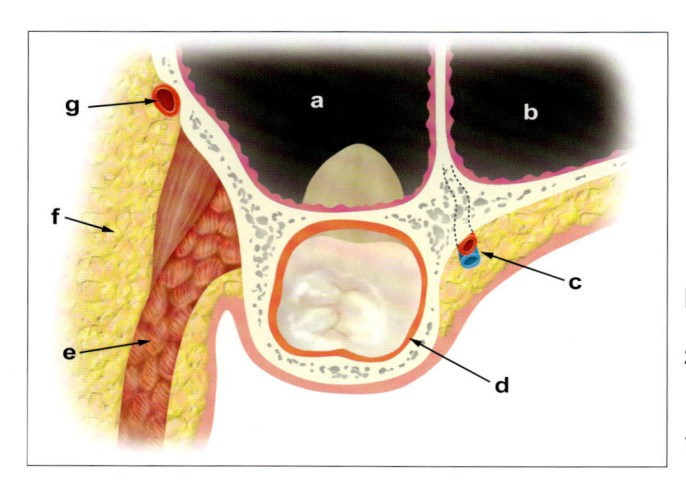

図3-1　上顎智歯部の冠状断における解剖学的構造（Alling CC, Helfrick JF, Alling RD：Impacted Teeth. 230, WB Saunders Co, 1993. より改変引用）．
a：上顎洞，b：鼻腔，c：大口蓋孔，大口蓋動静脈，d：歯および歯小囊，e：頰筋，f：頰脂肪体，g：後上歯槽動脈．

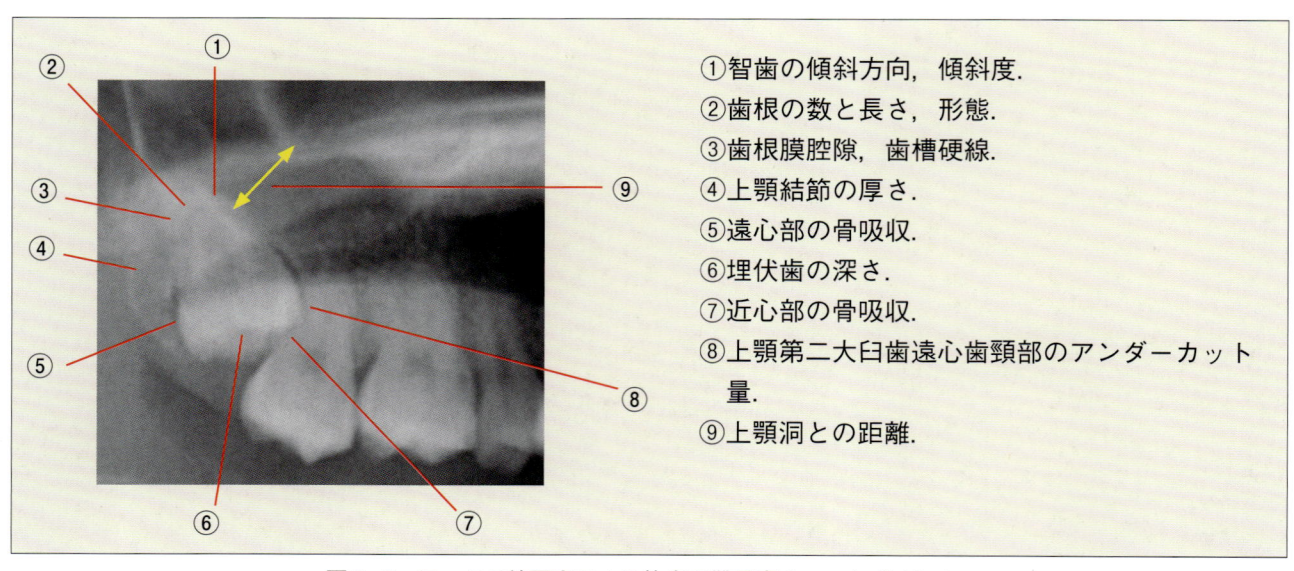

①智歯の傾斜方向，傾斜度．
②歯根の数と長さ，形態．
③歯根膜腔隙，歯槽硬線．
④上顎結節の厚さ．
⑤遠心部の骨吸収．
⑥埋伏歯の深さ．
⑦近心部の骨吸収．
⑧上顎第二大臼歯遠心歯頸部のアンダーカット量．
⑨上顎洞との距離．

図3-2　エックス線写真による抜歯の難易度チェックポイント．

Ⅰ　切開線の設定

　基本的に下顎智歯抜歯と同様の考え方である．まず，縦切開を行う．頬側の縦切開の位置は埋伏歯の深さによって異なり，埋伏歯が深くにあるほど，切開線の位置を前方へ移すよう調整すると，歯冠を明示しやすくなる（**図3-3・図3-4**）．

　次いで，歯頸部に沿って第二大臼歯頬側の切開を進める．遠心切開は後方から第二大臼歯の頬舌的中央部を結ぶ切開を行う．切開の方向は，頬粘膜の存在があり，遠心後方に切り上げると周囲組織損傷の可能性があるため，後方から第二大臼歯歯頸部に向けて切開を行う（**図3-5**）．第二大臼歯歯頸部遠心は十分な切開を行えるように，メス刃を立てるように行うことが重要である（**図3-6**）．

　しかしながら，口角が狭く遠心部の頂上稜線に器具が到達できない時には，切開線を口蓋側に設定すると行いやすい．

　可動粘膜に縦切開を大きく切り込んでしまうと，後上歯槽動脈の分枝を損傷し出血させてしまうことがあり，十分に注意が必要である．

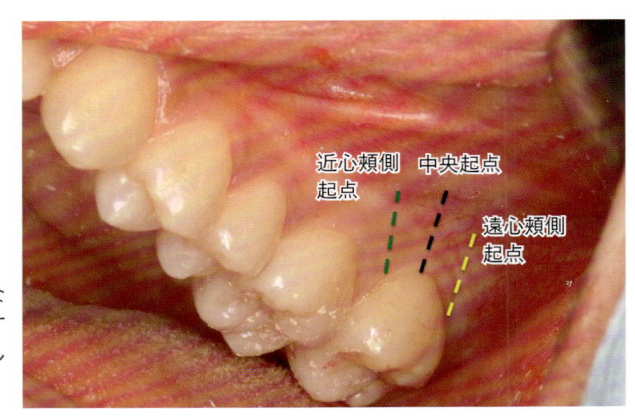

図3-3　頬側の縦切開の位置は埋伏歯の深さによって異なり，深い位置にあるほど切開線を前方へ移動して調整する．ただし遠心頬側起点の縦切開は，後の縫合がやや難しい．

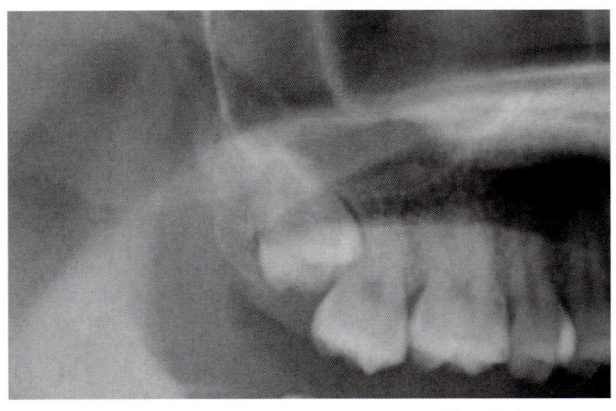

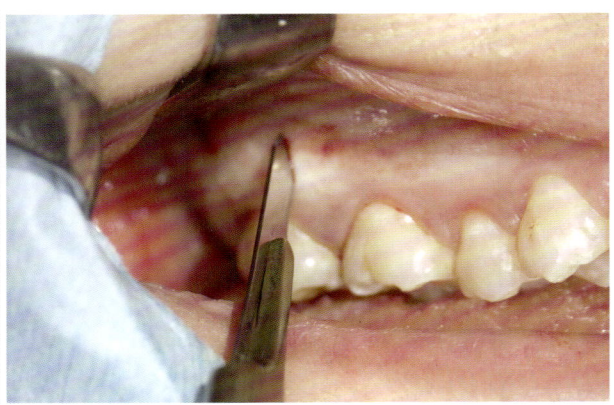

図3-4　骨性埋伏歯であり，近心頬側部の縦切開を選択．

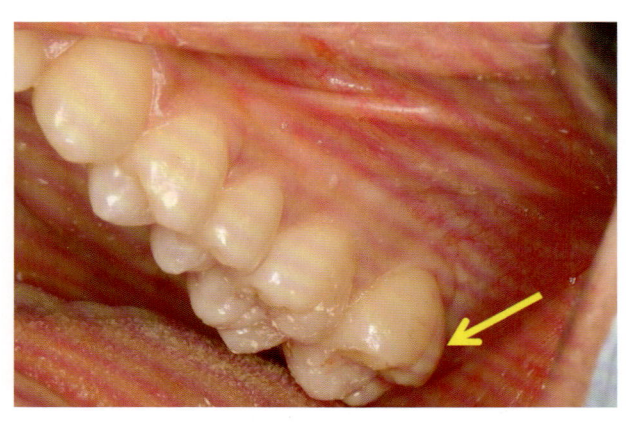

図3-5　遠心切開．後方から第二大臼歯の頬舌的中央部に向かって切開を行う．

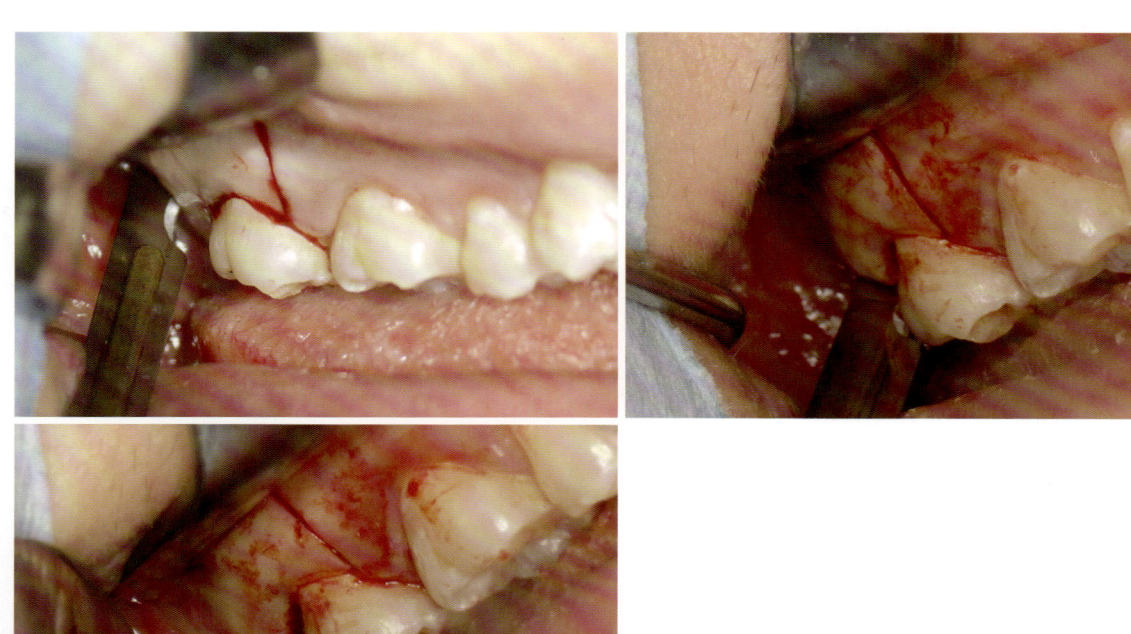

図3-6　後方から第二大臼歯歯頸部に向けて切開を行う．第二大臼歯歯頸部遠心は十分な切開を行えるようにメス刃を立てるように行う．

Ⅱ　粘膜骨膜の剝離挙上

　　縦切開部は，歯頸部から剝離を行うと歯周靱帯が強固に付着しているため，剝離が困難となる．そのため，歯肉頬移行部から剝離を開始して，歯頸部側へ進めていく．頬側の歯肉は下顎に比べて薄いため，挫滅をさせないように丁寧な剝離を行う（図3-7）．遠心，口蓋側を剝離翻転する際には，歯肉が厚く硬いので，剝離子で骨面を触知しながら慎重に行う．

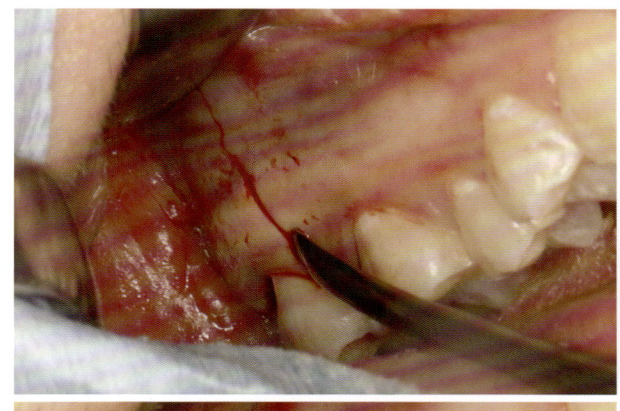
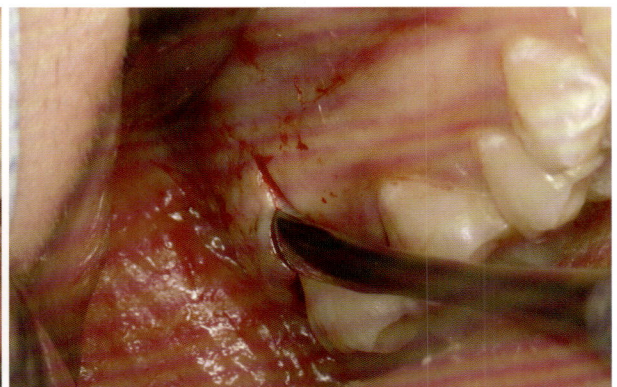
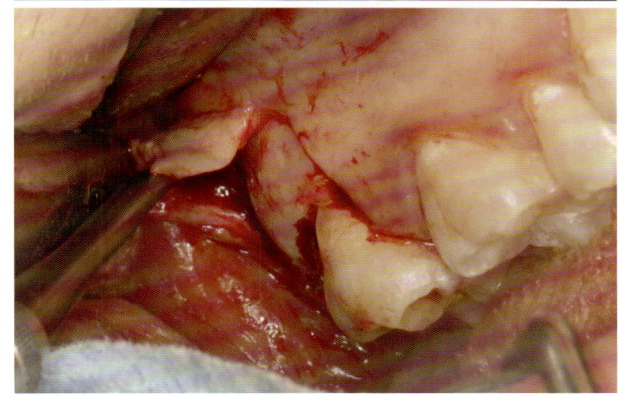

図3-7　縦切開部は，歯頸部から剝離を行うと歯周靱帯が強固に付着しているため，剝離が困難となる．歯肉頬移行部から剝離を開始し歯頸部側へ進める．

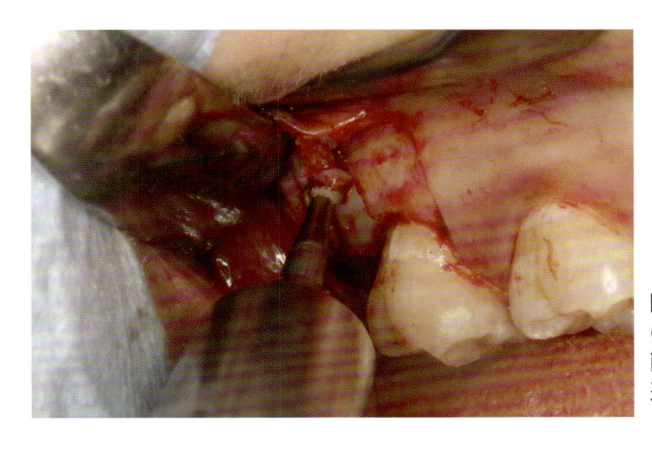

要注意！

図3-8　上顎の場合は操作スペースが狭く，回転切削器具の使用により周囲軟組織を損傷する可能性がある．回転切削器具を使用する時は，粘膜骨膜を十分に展開して行う．通常は骨ノミを用いる．

Ⅲ　骨削除，歯冠露出

　　骨削除の際は，やや閉口気味にさせて，口角を後方に引いて操作スペースを確保する．十分な口角の牽引が必要となることもあり，口角に軟膏を塗って損傷を防ぐことも有効である．

　　骨ノミまたは回転切削器具を用いて上顎埋伏歯の歯冠相当部の頬側皮質骨を除去するが，下顎に比べて上顎の場合は操作スペースが狭く，ラウンドバーなどの回転切削器具の使用により周囲軟組織を損傷する可能性がある．やむを得ず回転切削器具を使用する時は，粘膜骨膜を十分に展開して行う必要がある（**図3-8**）．

44

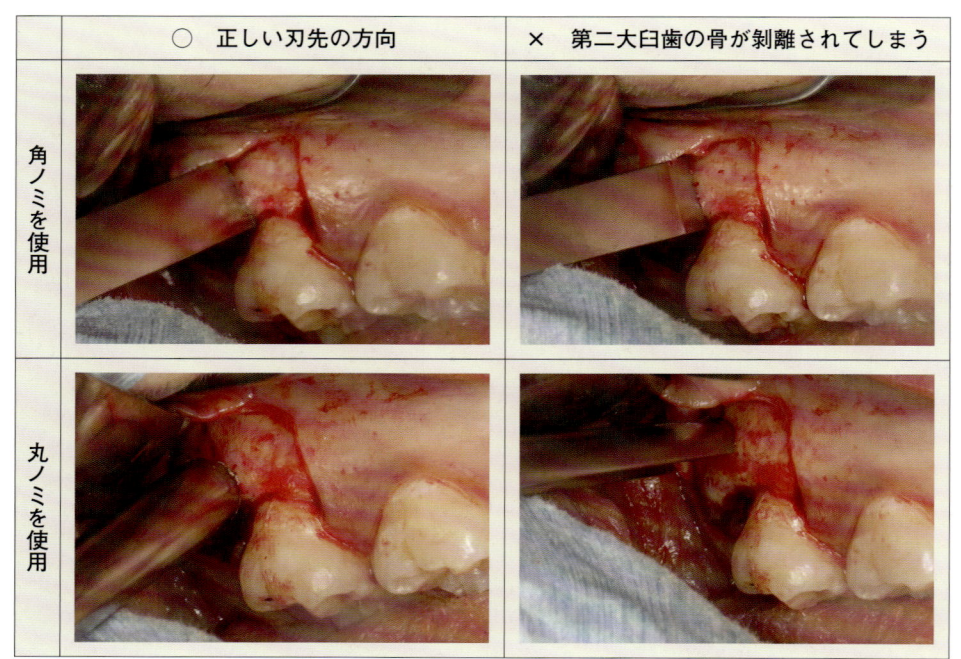

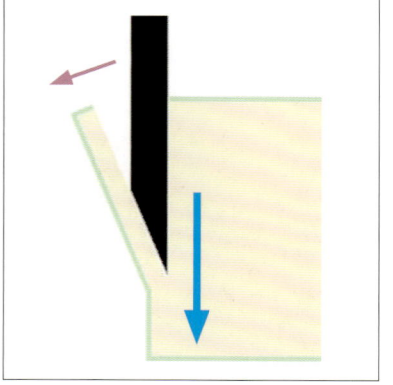

図3-9　ヘーベルをかけるために智歯周囲骨を削除するが，上顎第二大臼歯の歯根に注意する．ノミの向きを間違えると，第二大臼歯周囲骨を剝離してしまう．

図3-10　ノミは鋭利な刃先で骨を切削する．刃先の付いていない方向に骨は剝離されていく．

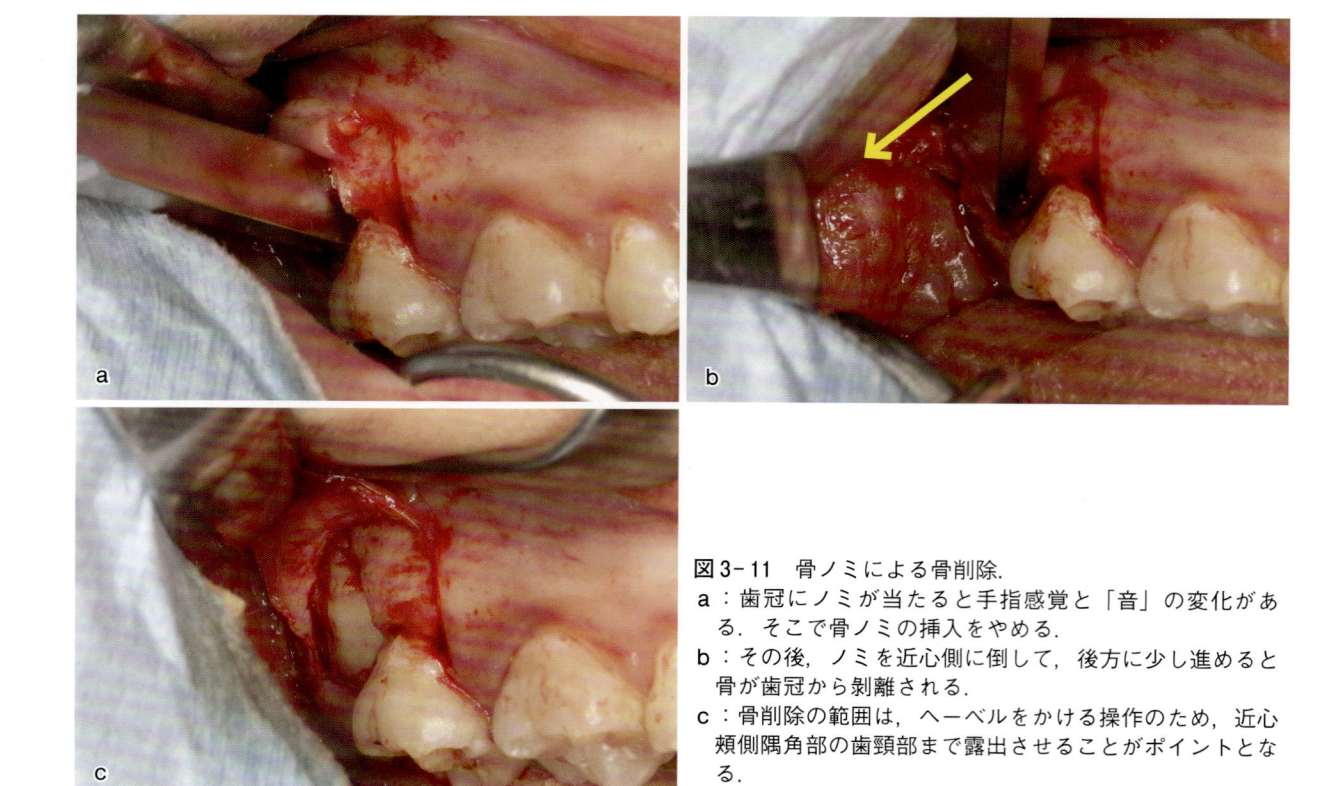

図3-11　骨ノミによる骨削除．
a：歯冠にノミが当たると手指感覚と「音」の変化がある．そこで骨ノミの挿入をやめる．
b：その後，ノミを近心側に倒して，後方に少し進めると骨が歯冠から剝離される．
c：骨削除の範囲は，ヘーベルをかける操作のため，近心頬側隅角部の歯頸部まで露出させることがポイントとなる．

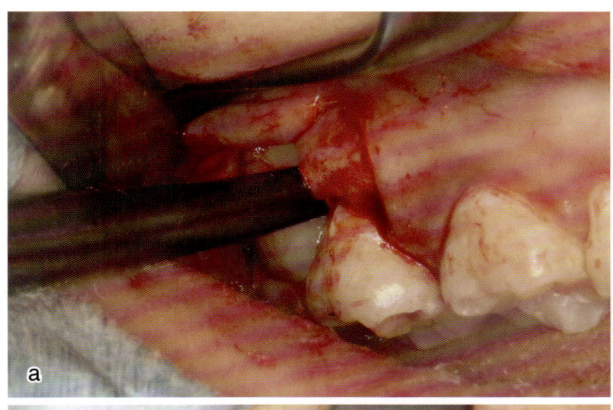
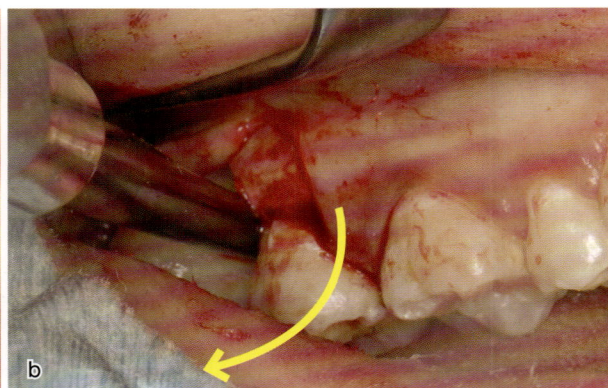
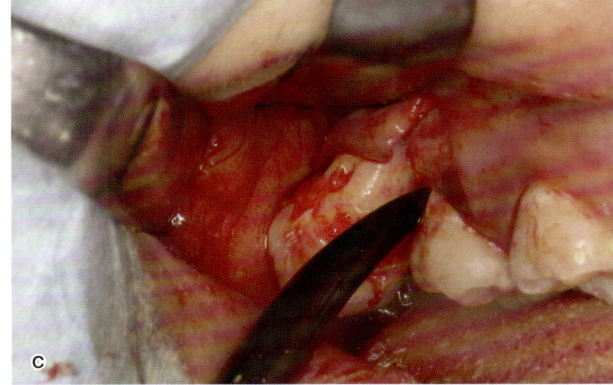

図3-12　ヘーベルによる脱臼.
a：骨削除により近心頬側隅角部の歯頸部まで露出できたら，閉口気味にさせ，口角を後方に十分に牽引して操作スペースを確保する．歯列に対してできるだけ真横方向からヘーベルを挿入する．
b：骨削除した断端部を支点にして埋伏歯を遠心へ起こすようにヘーベルを動かす．
c：上顎臼後部の骨の軟らかさを利用し，頬側に向けて抜去する．

　筆者らは，上顎智歯抜歯のための骨削除には骨ノミを用いている．上顎の骨は下顎に比べて軟らかく，除去が容易であること，また歯冠にノミが当たると手指感覚と「音」の変化があり，歯冠周囲の骨だけを選択的に削除可能となるためである．骨ノミには丸ノミと角ノミがある．いずれを選択しても問題ないが，ノミの挿入方向には注意する必要がある（**図3-9〜図3-11**）．

　骨削除の範囲としては，後述するヘーベルをかける操作のため，埋伏歯の近心頬側隅角部の歯頸部まで露出させることがポイントとなる．

Ⅳ　ヘーベルによる脱臼抜去

　歯冠周囲の骨を削除し近心頬側隅角部の歯頸部まで露出できたら，ヘーベルによる脱臼を行う．閉口気味にさせ，口角を後方に十分に牽引して術野の操作スペースを確保する．歯列に対してできるだけ真横方向からヘーベルを挿入し，智歯歯冠を遠心に起こすように先端を回転させる．特にアンダーカットがある時には，真下の咬合平面に向かって摘出するのではなく，歯冠を頬側に振るようにヘーベルを動かす．上顎智歯の臼後部は骨が軟らかいため，骨を拡げるようにゆっくりと脱臼させることで抜去が可能となる．大切なことは，上顎臼後部の骨の軟らかさを利用し，智歯歯冠のアンダーカットを分割せず，頬側に向けて抜去することである（**図3-12**）．

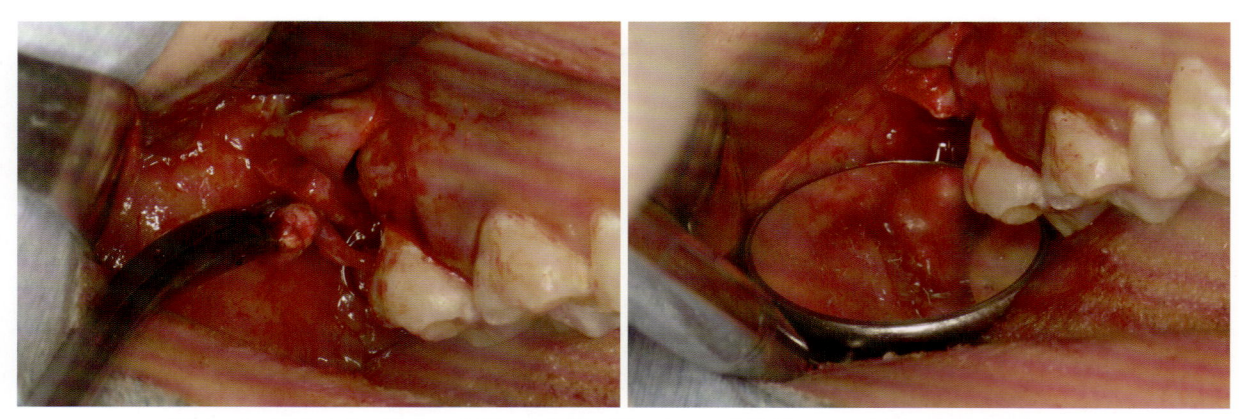

図3-13　不良肉芽の除去．上顎では視野が悪いため，歯科用ミラーを用いて観察を行う．

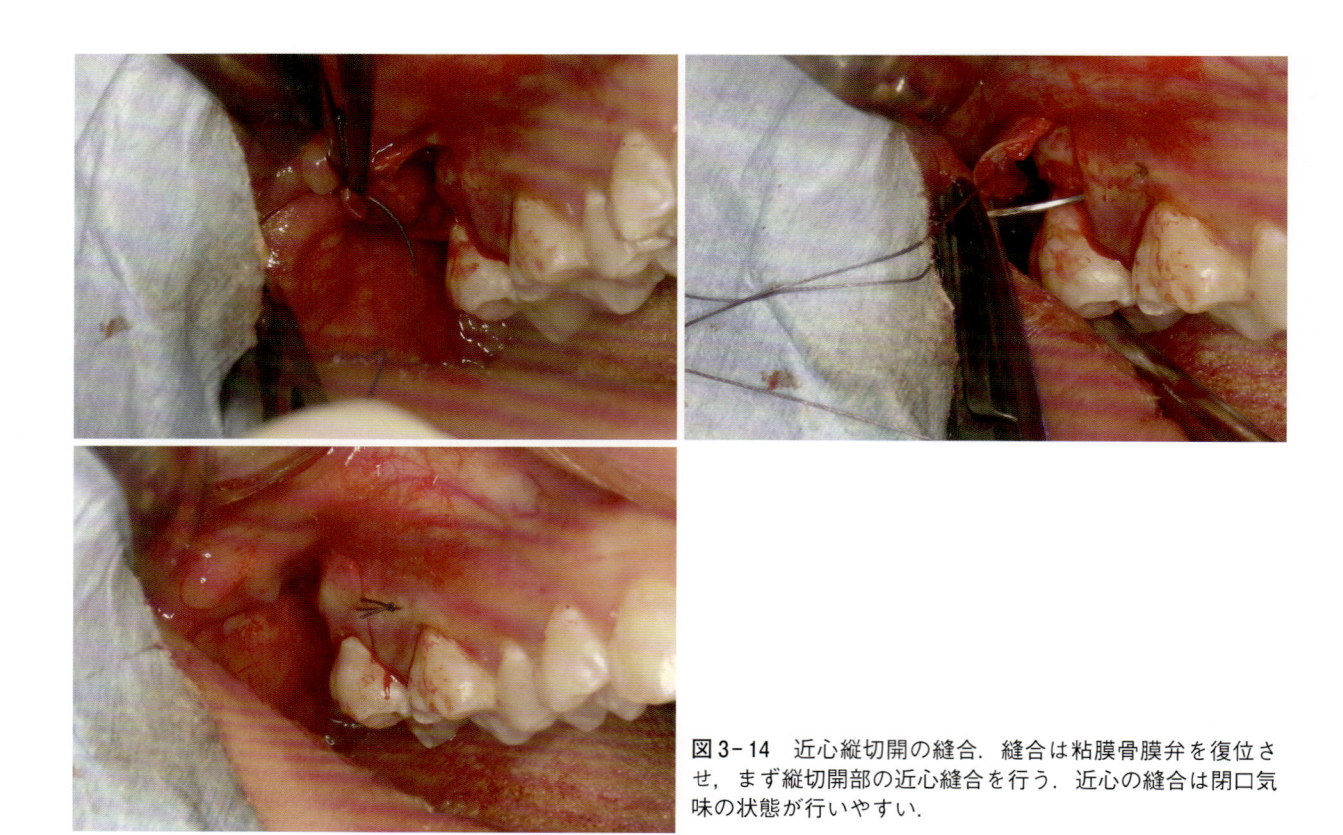

図3-14　近心縦切開の縫合．縫合は粘膜骨膜弁を復位させ，まず縦切開部の近心縫合を行う．近心の縫合は閉口気味の状態が行いやすい．

V　不良肉芽除去，洗浄，縫合

　　抜歯後は，歯冠や歯根の取り残し，器具の破折の有無，上顎洞穿孔の有無について確認を行う．特に上顎では視野が悪いため，歯科用ミラーを用いてよく観察を行い，取り残した不良肉芽があれば除去する（**図3-13**）．また，上顎洞穿孔の有無は，口の

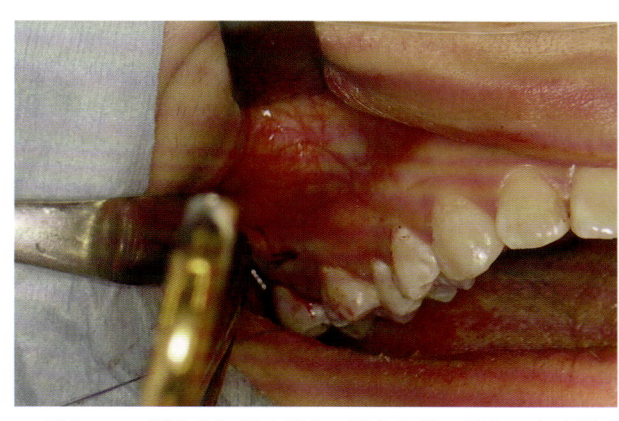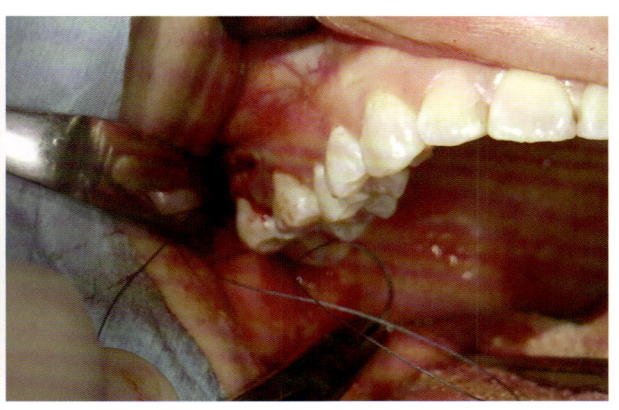

図3-15　近遠心切開の縫合．遠心切開の縫合はやや閉口させた状態でピンセットにて確実に粘膜骨膜弁を保持し，頰側より針を通す．その後に開口させて口蓋側に針を通すと明視野での縫合が可能となる．

中に空気を溜めた状態で鼻をかませることで確認ができる．

　その後，抜歯窩の洗浄を行う．骨ノミを使用した場合，小骨片が残存していることがあるので，生理食塩水を用いて十分な洗浄を行う．また，上顎洞穿孔がある場合には強圧での洗浄は避け，愛護的に行うように注意する．

　縫合は，粘膜骨膜弁を復位させ，まず縦切開部の近心縫合を行う（**図3-14**）．上顎の場合，遠心部は縫合がしにくい．やや閉口させたまま，ピンセットにて確実に粘膜骨膜弁を保持し，頰側より針を通す．その後に開口させて口蓋側に針を通すと，明視野での縫合が可能となる（**図3-15**）．

Ⅵ　上顎智歯抜歯の注意点

1．上顎洞への穿孔

　上顎洞への穿孔は，視野が良ければ上顎洞粘膜の穿孔を確認できる．通常，智歯抜歯に伴う5 mm以下の穿孔であれば，その後の粘膜骨膜の閉鎖縫合を行うことで術後経過は問題ない．ただし，術後に鼻出血がある可能性や，強く鼻をかまないこと（通常2週間程度）などを説明し，患者に了解・同意を得ておく．

2．上顎洞内迷入

　智歯抜歯に伴う上顎洞内迷入においては，抜歯窩から取り出すのは通常非常に困難である．しかしながら，そのままにしておいては上顎洞炎をきたし問題となるため，摘出を試みる必要がある．まずは，CBCTやCTを撮影し，迷入歯・迷入歯根の位置を三次元的によく確認してから摘出術を検討する．通常は無理な押し込みをしていな

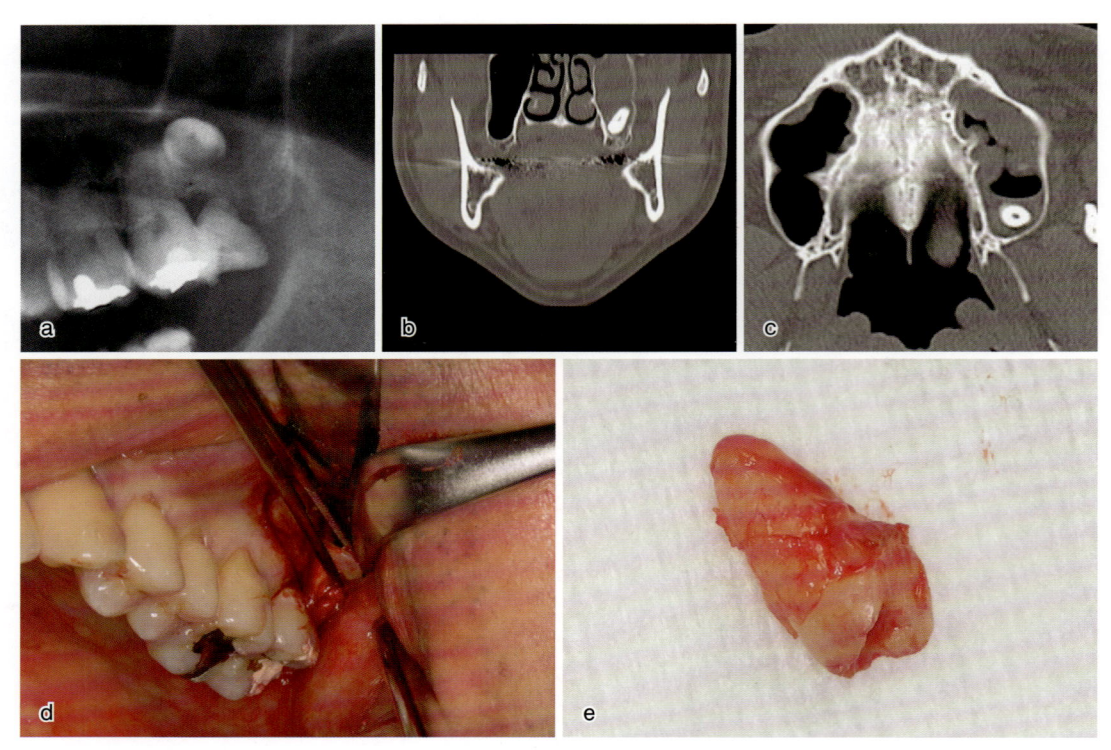

図3-16　上顎洞に迷入した上顎智歯への対応．本症例は，前医にてアンダーカット部の歯冠を分割し，ヘーベルをかけたところ上顎洞内に迷入をきたしたとのことで，翌日当科へ紹介された．

a：第二大臼歯遠心に映る不透過像は，創部保護用に前医にて用いられた歯周パックの陰影．その上方の上顎洞底部に迷入歯を認める．
b：CT画像（冠状断）．
c：CT画像（水平断）．
d：CT画像から三次元的位置を確認した後，局所麻酔下にて頬側上顎洞壁を開削し，容易に直接摘出を行った．上顎洞内のかなり上方や抜歯窩から離れて迷入歯が存在する場合，粘膜骨膜を大きく切開し，第一・第二大臼歯根尖付近の上顎洞壁を開削して摘出を行うことになる．紹介は必ず口腔外科専門医へ依頼する．
e：摘出抜去した上顎洞迷入上顎智歯．本症例は入院等は不要であった．

ければ，智歯周囲の上顎洞粘膜などの軟組織に一部が連なっていることが多い．その際は頬側上顎洞壁を開削し，直接摘出を行えることがある．しかしながら，CBCTやCTにて精査を行い，上顎洞内のかなり上方や抜歯窩から離れて迷入歯・歯根が存在する場合には粘膜骨膜を大きく切開し，第一・第二大臼歯根尖付近の上顎洞壁を開削し，摘出を行う（**図3-16**）．さらに，上顎洞粘膜の異常な腫脹がある時には抜歯窩周囲の骨開削では視野が悪くなるため，犬歯窩開削による開洞が必要であり高次医療機関への早期の対診が望ましい．

IV

残根を
安全に抜歯する

Ⅰ 意外と難しい残根抜歯

　抜歯のうち，一般的には埋伏歯抜歯が最も難易度が高いと思われているが，残根歯の抜歯も，予想外に時間がかかったり侵襲が大きくなったりして難渋することがあり，注意を要する．術者も患者も歯根だけしか残っていないので簡単だと考えていることがあるが，歯根しか残ってないからこそ難易度が上がることを理解して臨みたい．

　また，手術侵襲については，"小さい歯"を抜くので侵襲を大きくしたくない，という心理が術者に働く．手術侵襲は，歯肉弁切開，骨切削に加えて，周囲組織に与えた力の大きさ，手術時間，患者が感じる不安・ストレスから構成されている．そのため，術者が術前に予想したとおりの抜歯を展開するためには，必要に応じて歯肉切開，骨削除を実施するのをためらわないことが重要である．そのことが結果的に手術侵襲を減らすことにつながる．

　残根抜歯が困難である理由を以下に示す．

① 　歯肉縁上の歯質が少なく，かつ軟らかいため，鉗子やヘーベルを上手に機能的に使えない．
② 　歯肉が被って歯根膜腔を直視できず，かつ歯根膜腔が狭小化してヘーベルが入りにくい．
③ 　歯根が肥大していたり湾曲していることがある．

　それぞれに対応した適切な処置を選択することで，残根抜歯は容易なものとなる．

症例Ⅳ-1　歯肉縁下の残根

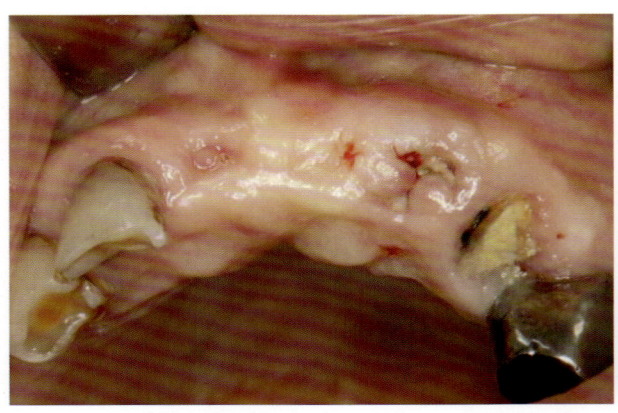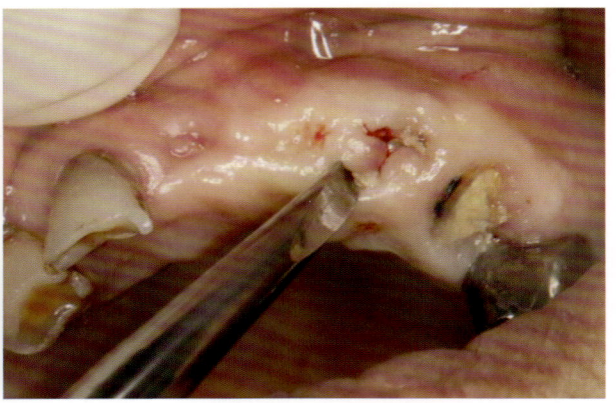

図4-1　 ３と４ は歯肉縁下の残根歯で歯質，歯根膜の状態が把握しにくい．そのため，鉗子の使用はもとよりヘーベルの挿入も困難である．

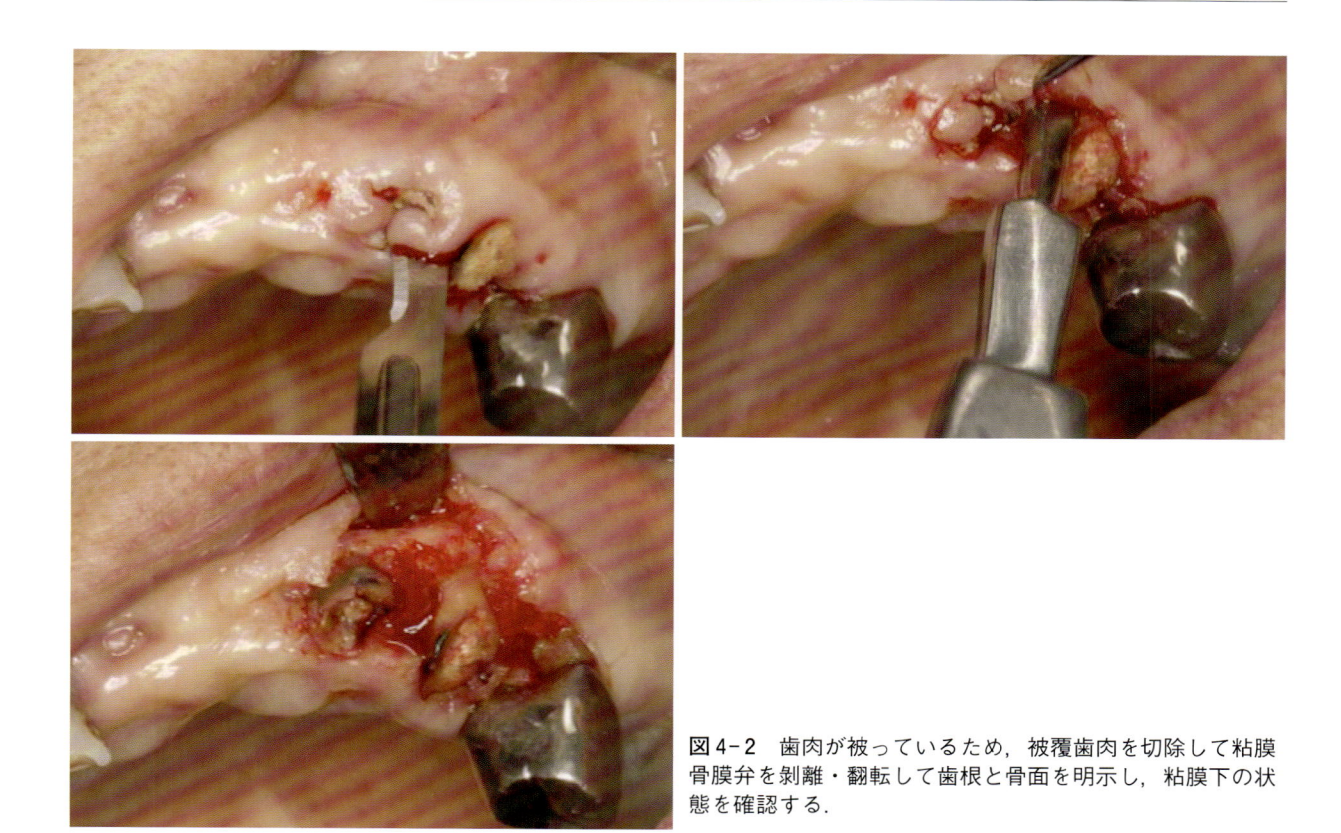

図4-2　歯肉が被っているため，被覆歯肉を切除して粘膜骨膜弁を剥離・翻転して歯根と骨面を明示し，粘膜下の状態を確認する．

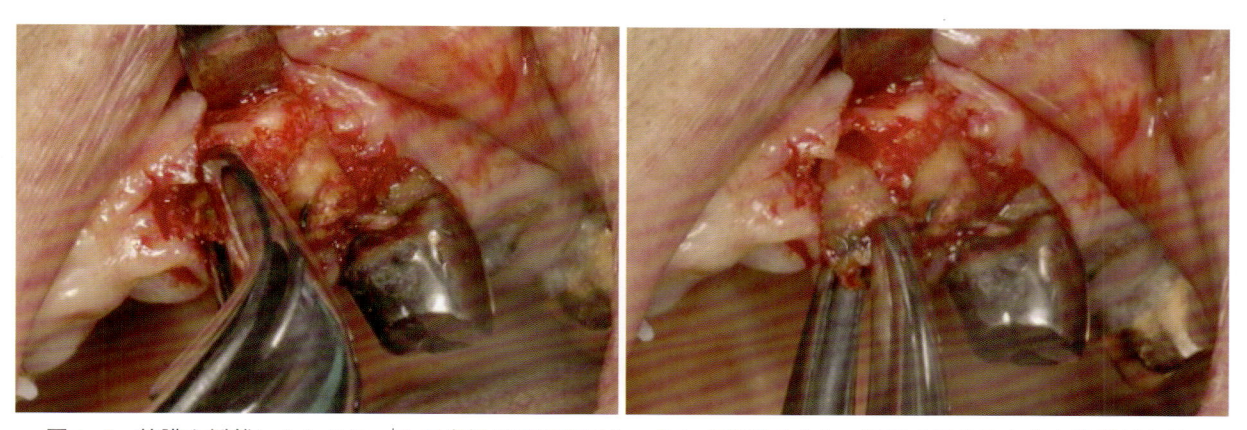

図4-3　粘膜を剥離したところ，┗3 の歯根が骨縁下にないことを確認できた．鉗子で掴める十分な歯質があり，鉗子による抜歯が可能であった．

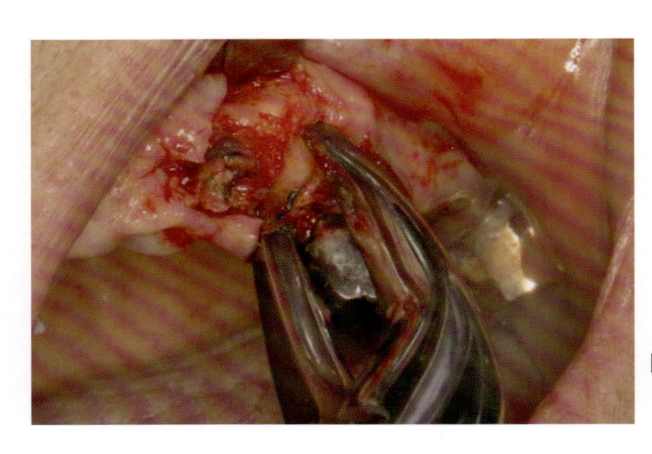

図4-4　しかし，4｜は骨縁下にあり，鉗子で掴める十分な歯質がなく鉗子抜歯は困難であった．

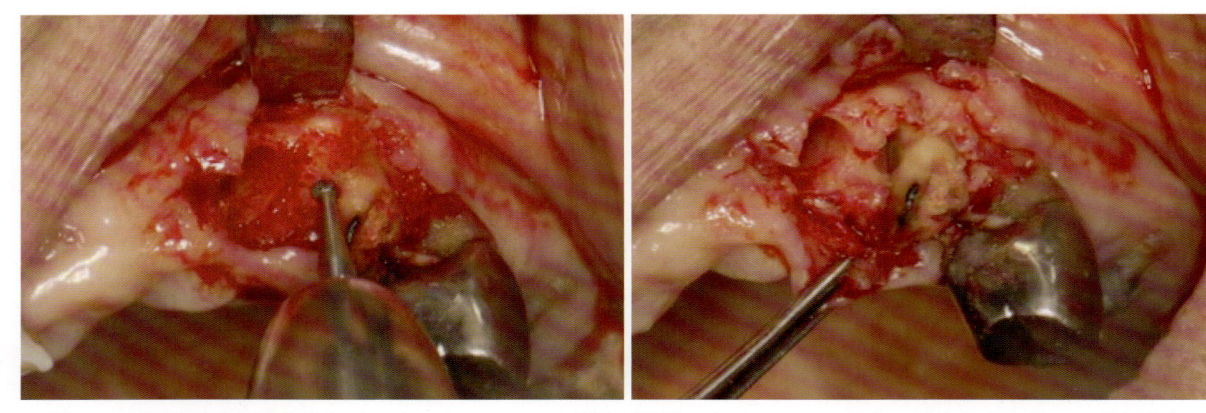

図4-5　歯根膜腔が狭小化しているためヘーベルの挿入が困難であり，ヘーベルをかけるためのグルーブを形成した．グルーブの形成に筆者らは主にラウンドバーを用いている．

Ⅱ　歯肉縁上の歯質が少なく，かつ軟らかいため鉗子を使えない

　　残根歯であっても，鉗子で掴める十分な歯質があれば鉗子で抜歯を行うが，多くはヘーベルによる抜歯が必要となる．また，抜歯が必要な歯は当然ながら状態が悪い．若年者ではう蝕により歯冠が崩壊した歯が多く，鉗子による把持で歯質が破折してしまうことがあるが，歯根は十分に残存していることが多い．鉗子抜歯を行うためには十分に把持するための歯質が必要であることに注意したい．

　　一方，高齢者の残根歯は歯周疾患が進行していることが多く，周囲歯槽骨の骨硬化を多くは伴っている．さらに，慢性炎症による歯根肥大もあり，鉗子のみでの抜歯は

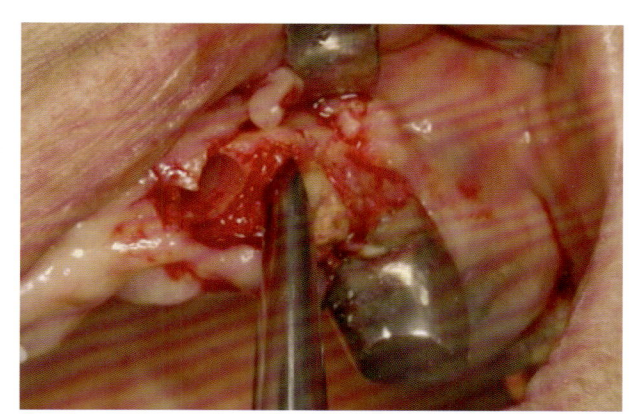

図4-6　形成したグルーブにヘーベルを挿入し脱臼させる.

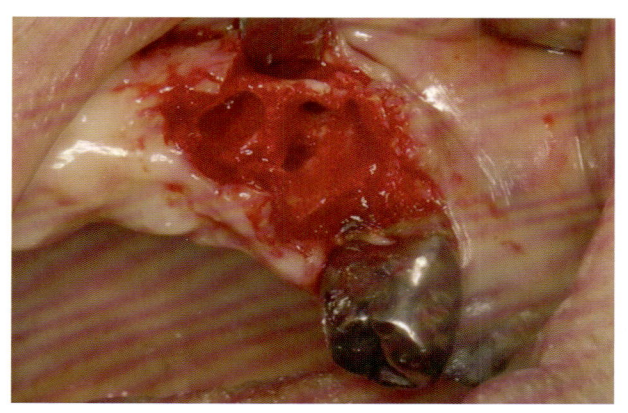

図4-7　抜歯後. 抜歯窩を十分に掻爬し, きれいな歯槽骨面が露出した. 歯槽骨に鋭縁がないことを確認.

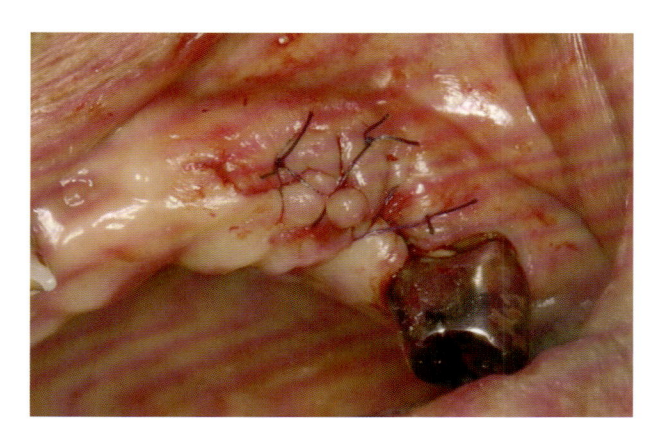

図4-8　粘膜骨膜を戻し, 完全閉創とした.

困難で, 無理に行おうとすると歯槽骨の過剰な損傷を引き起こすリスクがある. 鉗子での容易な抜歯が困難であれば, ヘーベルを用いた抜歯にすぐに切り替える勇気が必要である. しかし, 歯質が脆いため, ヘーベルでもうまく作用しないことが多い. その場合には後述するように, 迷いなくフラップ形成を行い, 直視下で抜歯することや, 小さなラウンドバーなどを用いて歯根膜腔, すなわち歯槽骨と歯根との間にヘーベルを作用させるグルーブを形成することが重要である. 特に, 時間をかけずに術中にすぐに切り替える手際のよさがとても大切である.

症例 Ⅳ-2　歯根が肥大した残根

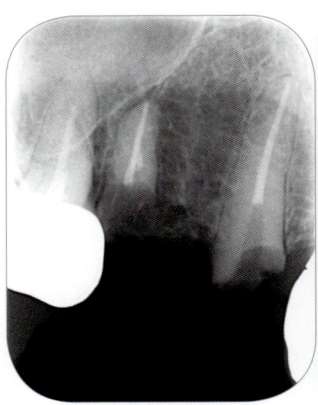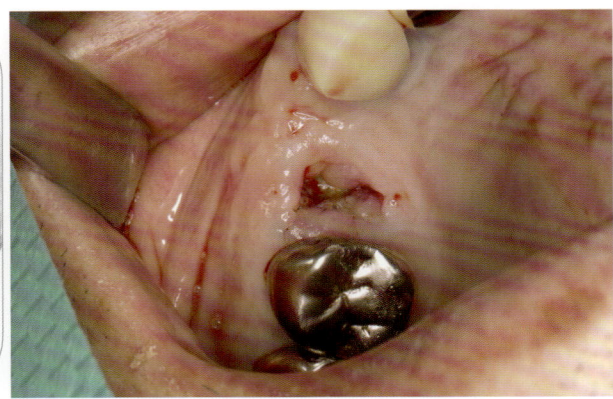

図4-9　5|残根歯. 歯肉縁下の残根歯で歯質, 歯根膜腔の状態が把握しにくい（デンタルエックス線写真は, 香川県高松市でご開業の伊東正志先生のご厚意による）.

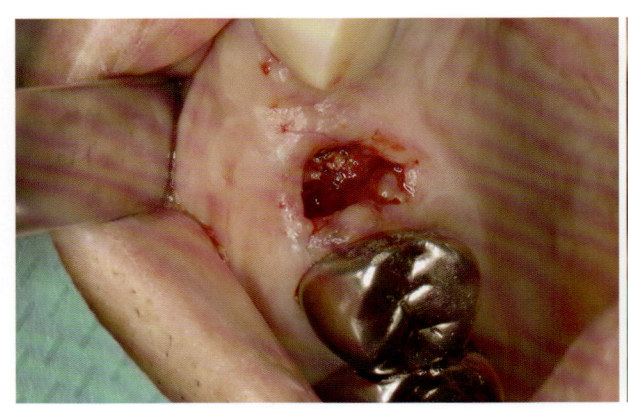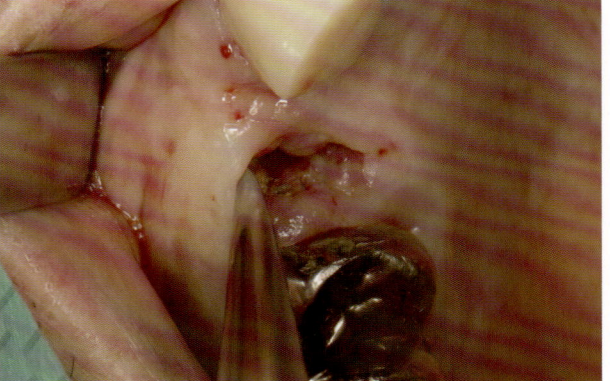

図4-10　浸潤麻酔後に被覆歯肉を除去し, 歯根膜腔にヘーベルを挿入するも抜歯はできない. 残根ならびに歯槽骨を明視野においた抜歯術を計画した.

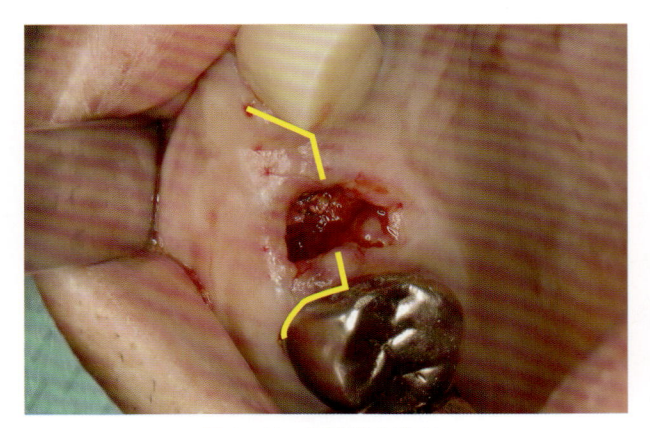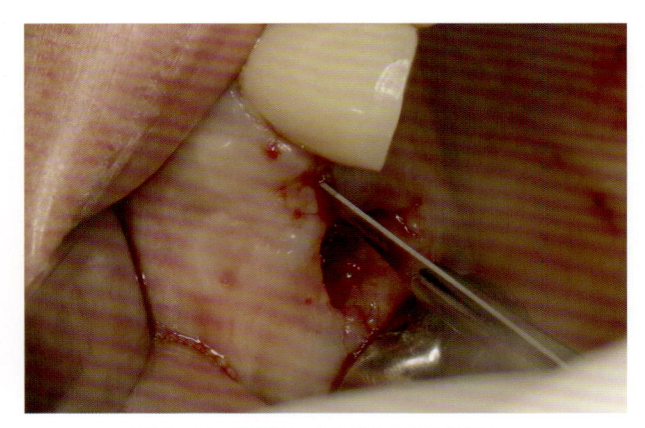

図4-11　切開線の設定.

図4-12　骨面まで十分に切開を行う.

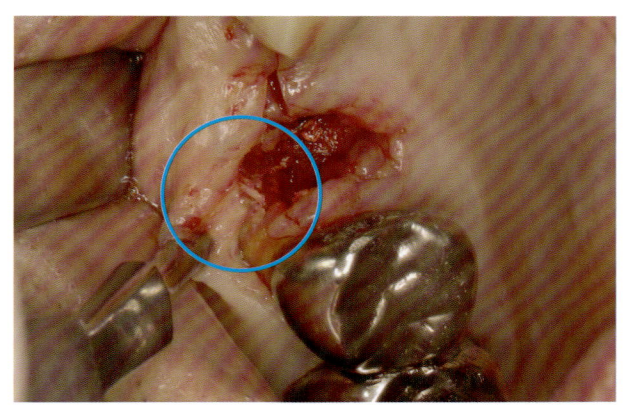

図4-13　粘膜骨膜剝離の際，残根歯周囲に瘢痕組織を有している場合，無理に粘膜骨膜を剝離すると挫滅してしまう．

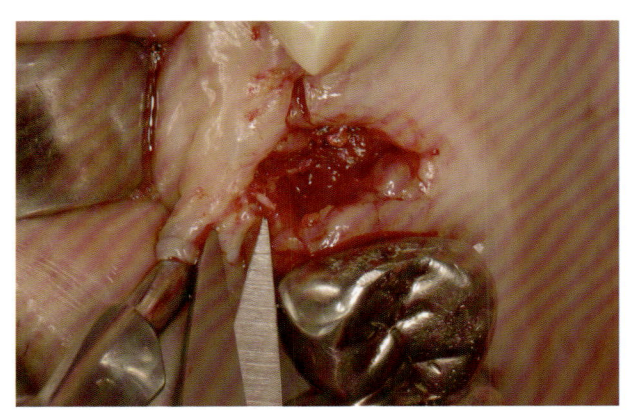

図4-14　歯肉バサミなどを用いて鋭的に切離を行う．

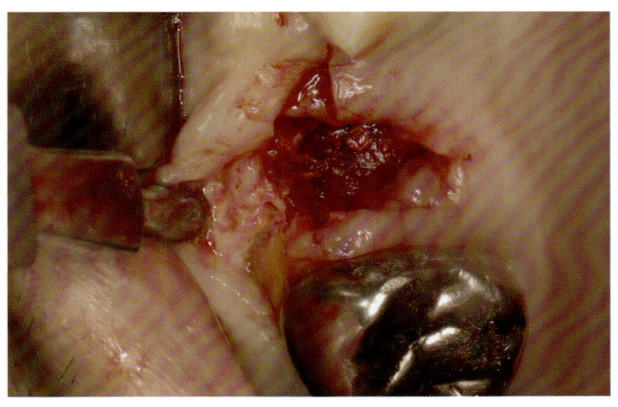

図4-15　粘膜を挫滅させることなく粘膜骨膜を剝離し，歯槽骨面を明示できたが，ヘーベルを挿入できる十分なスペースが存在しない．

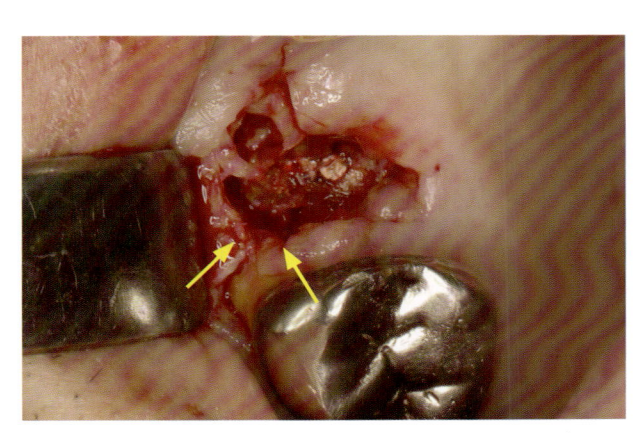

図4-16　歯根膜腔にヘーベルを挿入できるグルーブを形成．

図4-17　ヘーベルを挿入し回転させ脱臼を行う．抜去が困難であり歯根肥大，歯根湾曲が疑われた．無理な力をかけると歯槽骨骨折をしてしまうため，慎重に行う．

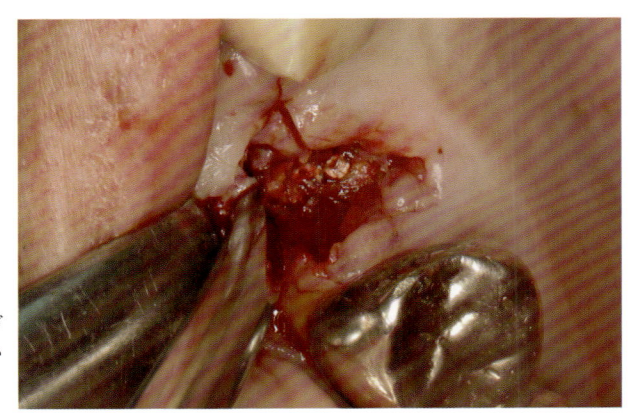

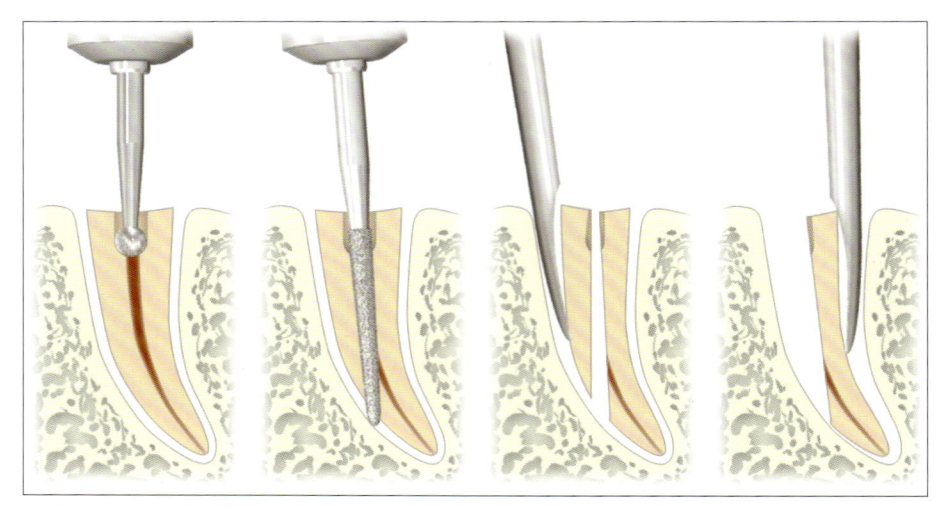

図4-18　歯根の湾曲・肥大がある場合には，単根歯でも分割して抜歯する．分割して抜くことで，湾曲部のアンダーカットの解消ができる（堀之内康文：必ず上達 抜歯手技．クインテッセンス出版，東京，2010．より改変）.

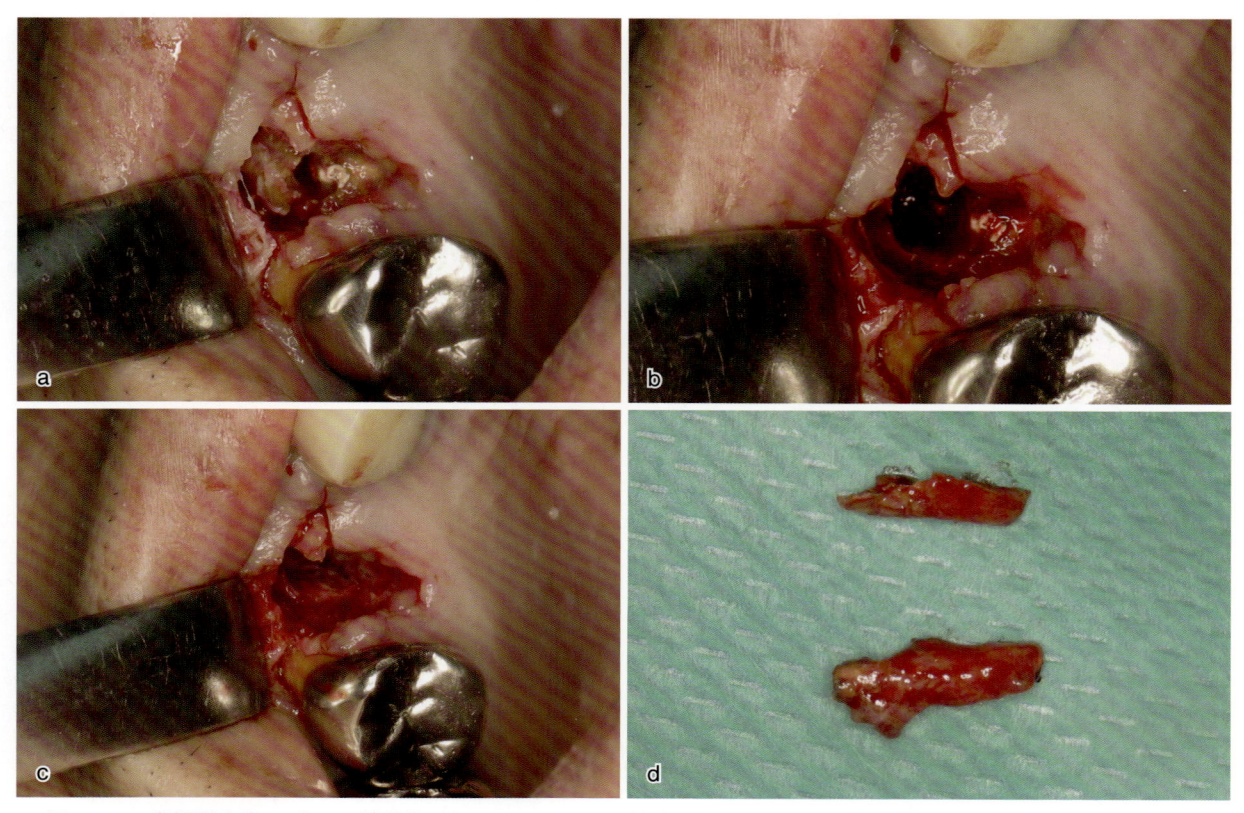

図4-19　歯根肥大歯でグルーブ形成でもヘーベルによる抜歯が困難であれば，歯根を分割することでアンダーカットが解消でき，抜歯が可能となる．
　a：頬舌的に歯根分割を行う．　b：頬側側の歯根を先に抜去．　c：口蓋側の歯根を抜去．　d：抜去した歯根.

Ⅲ　歯肉が被って歯根膜腔を直視できず，かつ歯根膜腔が狭小化してヘーベルが入りにくい

　　残根上に歯肉が被っている時には，まず被覆歯肉を切除して歯根膜腔を明示する．次いで，歯根膜腔にヘーベルを挿入するが，狭小化して入りにくい時にはグルーブを形成する．

　　この時に，フラップを開いて残存歯質と骨，歯根膜腔の状態を直視で確認することが重要である．この操作を怠ると，ヘーベルの先端が入らない原因が，骨内に歯根があるためなのか，十分な歯根膜腔がないためなのか判断できない．歯根膜腔に挿入されていないヘーベルを無理に操作して空回りさせるなど，同じ操作を繰り返すことは術者，患者のいずれにもストレスを与えることになる．このようなことは，ヘーベルが歯根膜腔に十分に挿入されていない時に生じやすいことに留意したい．

　　また，う蝕が深く歯根まで進行している時には，残根歯にヘーベルをかけることができても，ヘーベルを通して伝わる力に歯質が耐えられず「ポキポキ」と音をたてて歯が欠けてしまうことがある．こうなると，歯冠寄りにヘーベルをかける部分がなくなってしまい，より深部の歯根膜腔にグルーブを形成する必要が出てくる．これは侵襲を大きくすることになるため，術前に歯質の状態をデンタルエックス線写真などで確認し，抜歯に必要な力をかけても十分耐えうるだけのグルーブを先に形成しておくことも，施術時間短縮のコツである．

Ⅳ　歯根が肥大していたり湾曲していることがある

　　歯根が肥大・湾曲していたり骨性癒着をしている場合には，グルーブ形成だけでは抜歯ができないことがある．その時には歯根の分割が必要となる．骨植のよい大臼歯抜歯の場合には，最初から分割を行う．また，歯根肥大や歯根湾曲の評価は術前のデンタルエックス線写真では二次元画像での評価となる．特に頬舌的方向の評価は困難である．その時には，歯根を分割することで肥大したり湾曲した歯根のアンダーカットの解消が容易となり，低侵襲での抜歯が可能となる．

　　しかしながら，歯根を分割しても抜歯できない癒着歯に遭遇することがあるが，その時には多少乱暴であるが，インプラント窩の形成と同じ要領で歯根を削去する．この時に重要なのは，抜歯後にデンタルエックス線写真にて歯根の取り残しがないように確認することである．

症例 Ⅳ-3 　歯根破折による残根

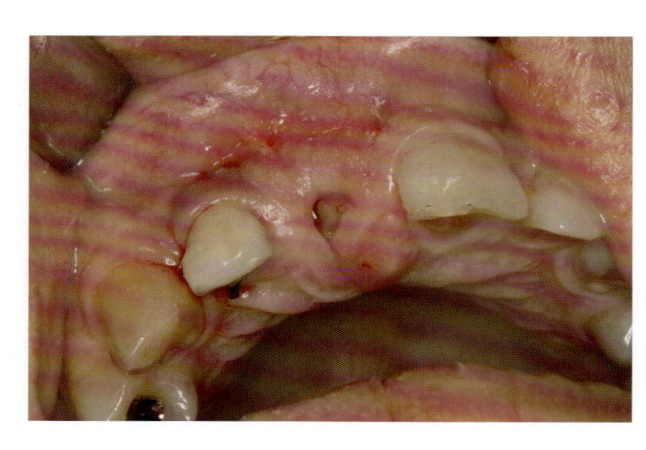

図4-20　外傷による 1 歯根破折． 2 はインプラントによる補綴が行われている．歯肉縁下の残根歯で歯質や歯根膜の状態が把握しにくい．歯質，歯根膜を直視できる状態にすることで計画的な抜歯が可能となる．

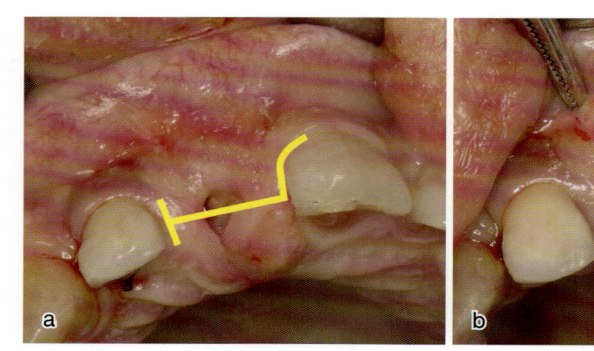 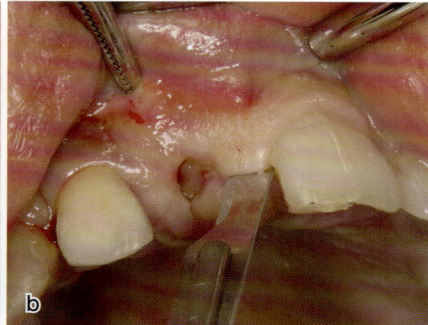 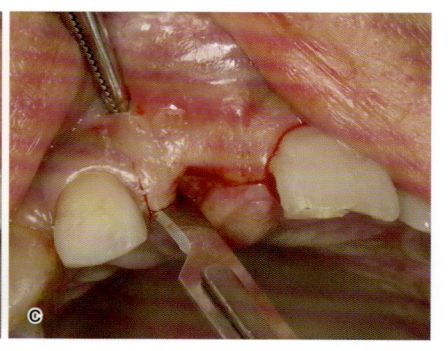

図4-21　切開．
a：切開線の設定．本症例では 2 歯間乳頭の保存を選択．b・c：メスを用いて骨面まで切開を行う．

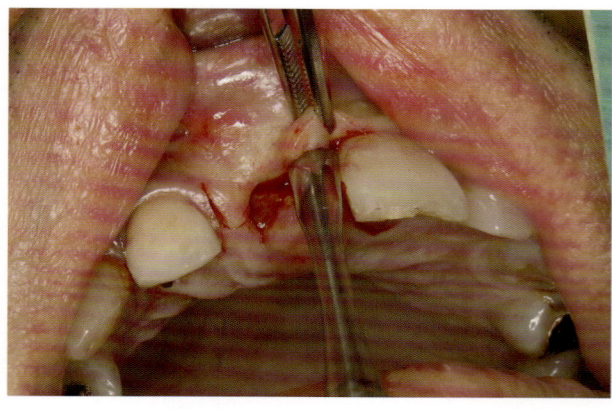 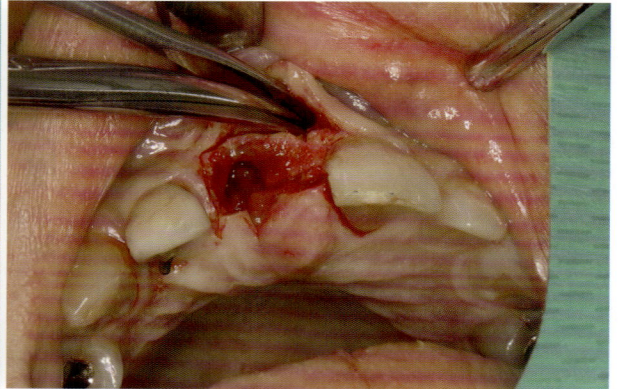

図4-22　粘膜骨膜を丁寧に剝離する．結合組織が強固に付着している部位は，歯肉バサミなどを用いて鋭的に切離しながら剝離を進める．

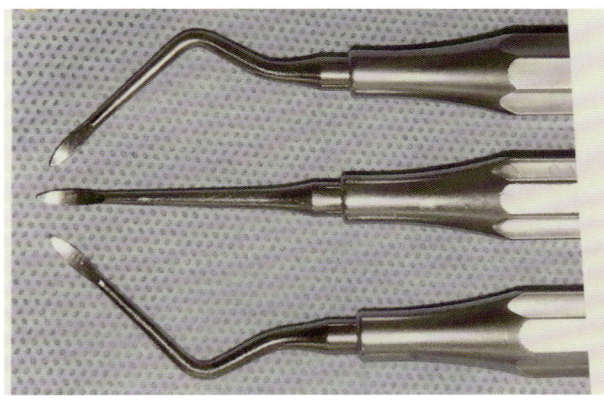
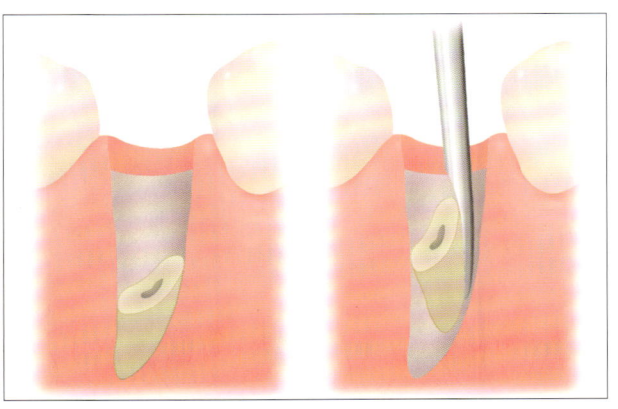

図4-23　ルートチップピック（ルートチップピッカー）による残根抜歯．先端が鋭利で，わずかな空隙にも挿入しやすい（堀之内康文：必ず上達 抜歯手技．クインテッセンス出版，東京，2010．より改変）．

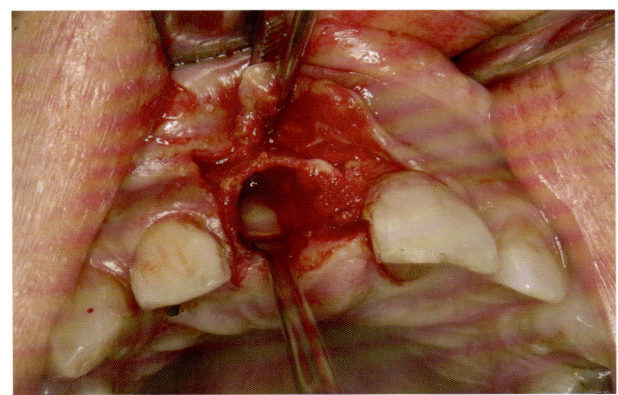
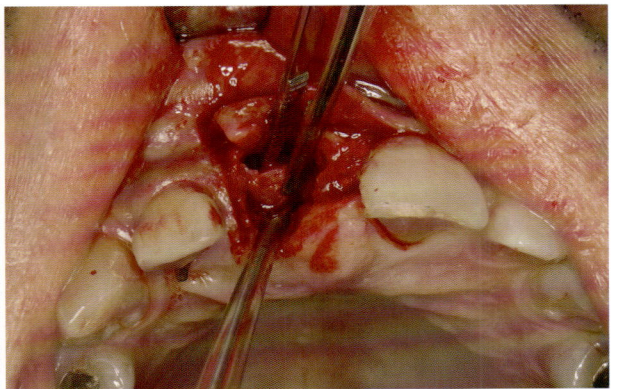

図4-24　ルートチップピック（ルートチップピッカー）を挿入し抜歯を行う．ルートチップを挿入するスペースがない時には歯根と骨の間にグルーブを形成する．

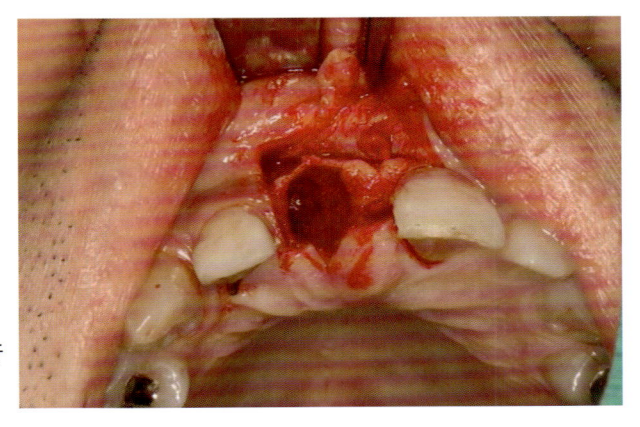

図4-25　残根抜歯後の抜歯窩．根尖まで確実な抜歯を行うことができた．

まとめ —— 残根抜歯のポイント

　残根抜歯のポイントは，"ヘーベルを通して，力を歯（残根）に十分に伝えられるようにすること"である．そのためには次の処置を行う．

・歯質と歯根膜を直視できる状態（明示下）にする．
・歯根と歯槽骨の間に歯根膜腔に相当するグルーブを形成する．
・グルーブ形成でも抜歯が困難であれば，歯根を分割する．

　抜歯に時間がかかるようであれば，歯肉切開や骨削除，歯の分割などの処置をためらってはならない．

V

難抜歯に伴う
合併症や偶発症とその対応

近年，歯科においても医療訴訟の件数は増加しており，われわれ歯科医師は，合併症，偶発症のリスクと隣り合わせで日々診療を行っている．常に起こりうる偶発症のリスクを予測して回避することが重要である．そして，合併症，偶発症は起こりうるものであり，万一生じた場合には，十分な精査，説明，治療などの迅速な対応が重要であり，そのような対応を行うことがわれわれ歯科医師の責務である．

本章では，難抜歯に伴い生じうる合併症や偶発症と，その対応などを紹介する．

I 上顎での難抜歯に伴う合併症・偶発症

1. 上顎洞穿孔

抜歯により穿孔が生じる場合と，術前に穿孔がある場合がある．上顎洞穿孔の有無は目視により確認する（**図5-1**）．穿孔がないように見えても，口を閉じて口腔内に空気を溜めさせて，鼻から空気が抜けないように意識して頬を膨らませると，穿孔があれば口腔内に空気漏れがあるので穿孔を確認できる．

基本的には経過観察を行い，保存的治療を選択する．上顎洞炎がなく，1歯分程度の穿孔なら2～3週間で閉鎖する．重要なことは，抜歯窩の血餅の脱落を防ぐために，過度の含嗽や強い鼻かみは避けるように指導を行うことである．また，食物残渣の上顎洞内迷入を防ぐために栓塞子（オブチュレーター）を装着することも有効である（**図5-2・図5-3**）．

上顎洞炎があり，持続的な排膿がある時には抜歯窩の閉鎖は期待できないため，抗菌薬を投与しながら生理食塩水による洞内洗浄を行う．洗浄液が鼻腔内に流出する時には自然孔が存在しているので，洞炎が改善されれば自然閉鎖が期待できる．その後も自然閉鎖しない場合は上顎洞炎が残存していることが考えられ，口腔外科専門医へ依頼を行う．

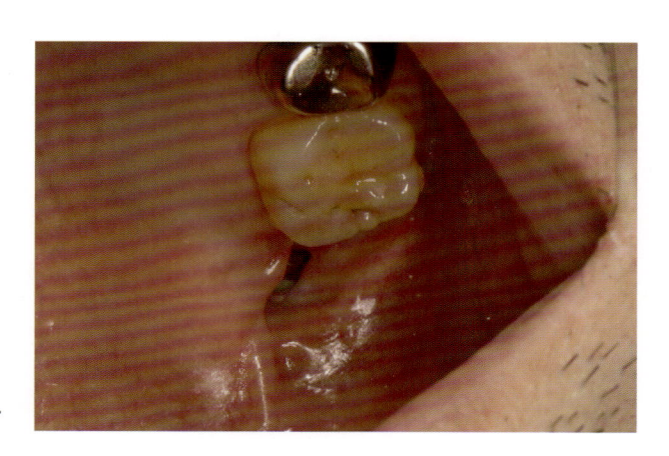

図5-1 上顎洞穿孔.

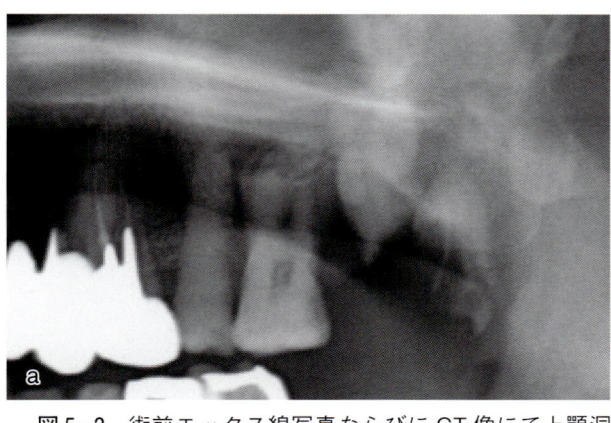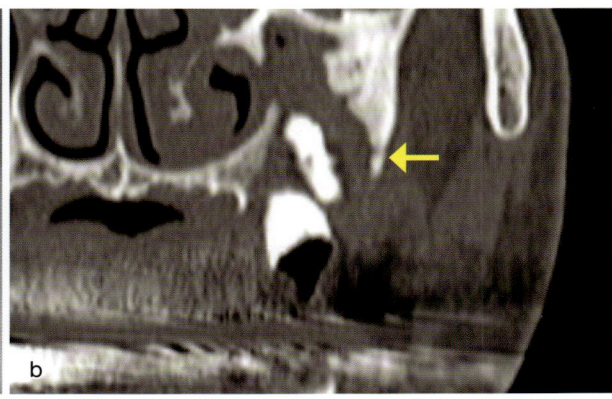

図5-2　術前エックス線写真ならびに CT 像にて上顎洞との交通を認めている．上顎洞と交通する腐骨（b，矢印）を認め，上顎洞炎を伴っている．7̲ の抜歯，腐骨除去により上顎洞瘻孔が生じる可能性が予測され，十分な説明後に抜歯を行った．
　a：術前エックス線写真．
　b：術前 CT 冠状断像．

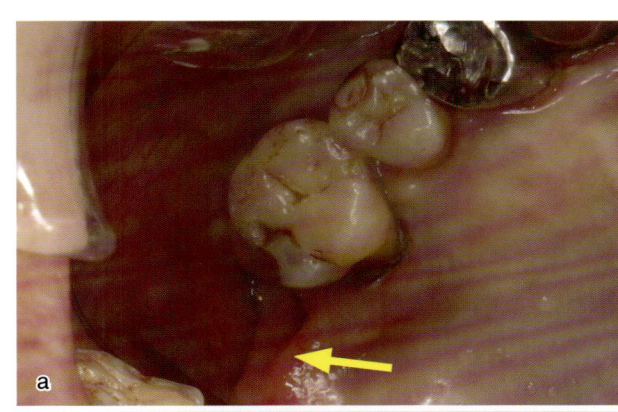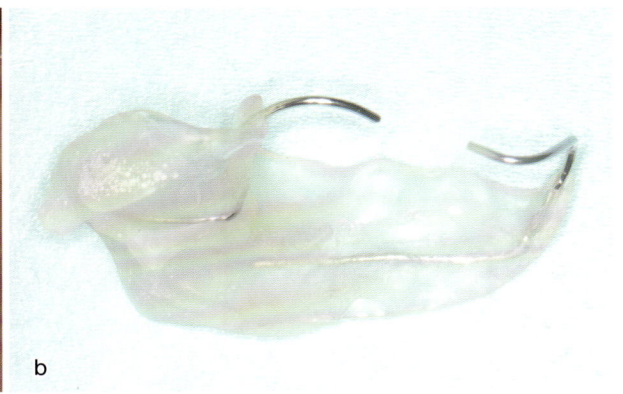

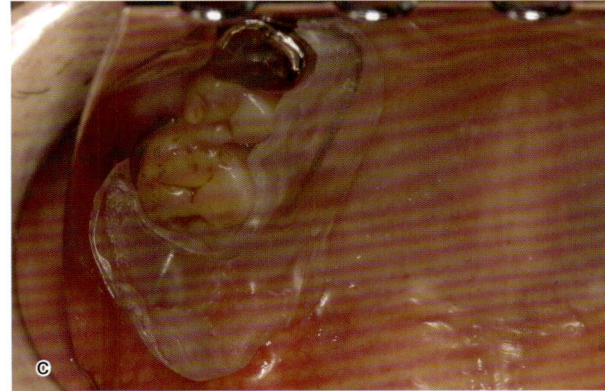

図5-3　上顎洞穿孔に栓塞子（オブチュレーター）で対応した症例．
a：7̲ 相当部に上顎洞穿孔を認める．
b：保存的な治療を希望しており，食物残渣の上顎洞内迷入を防ぐためにオブチュレーターを作成．
c：食事時の上顎洞内への水分，食物の迷入も防げており，有効である．

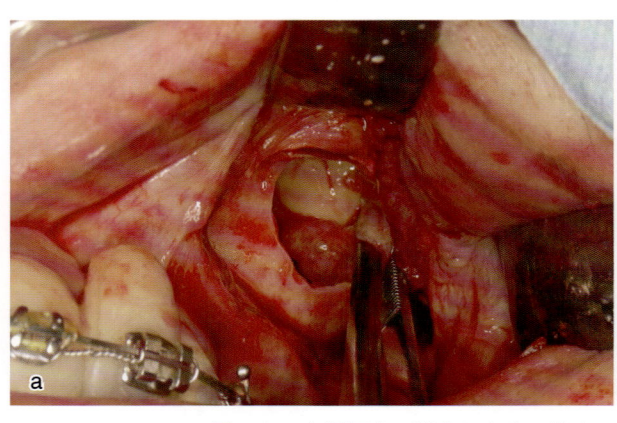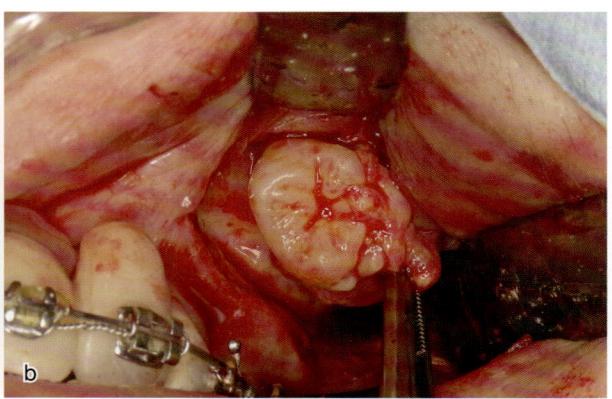

図5-4　上顎洞内に迷入した歯の摘出.
a：上顎洞前壁より骨窓を開ける.　容易に迷入した歯を視認することができる.
b：骨面まで十分に切開を行い，摘出する.

2．歯の上顎洞内への迷入

　上顎歯の抜歯時に歯を上顎洞へ迷入させてしまうことがある.　抜歯窩から歯の摘出を試みることを勧める意見もあるが，実際には容易ではない.　歯根が抜歯窩から見えており，摘出が可能であれば抜歯窩を開削してトライしてもよいが，閉鎖が困難となることも考慮し十分に注意して行う.　または口腔外科専門医へ依頼する.

　しかし，摘出に難渋するようであれば速やかに上顎洞前壁より骨窓を開けて摘出を行う.　この方法は前方から摘出が可能であり，視野がよく短時間での摘出が可能である（**図5-4**）.

Ⅱ　下顎での難抜歯に伴う合併症・偶発症

オトガイ神経・舌神経の障害

　抜歯時の神経障害が，直接的な損傷だけでなく，腫脹や圧迫による神経の間接的損傷により生じることがある（**図5-5**）.　予後に影響することから障害の程度を判定することが重要であり，その分類を**図5-6**に示す.　抜歯に際して起こりうる神経障害にはオトガイ神経障害と舌神経障害があり，いずれも知覚神経である.

　オトガイ神経障害は，下顎智歯抜歯の際，ヘーベルで歯根を押し込んで下顎管を圧迫することにより生じやすい.　舌神経障害は，切開線の設定が舌側に寄りすぎた場合や，歯冠分割時に舌側にバーが入りすぎて損傷することがある（**図5-7**）.

1）一過性伝導障害

　知覚鈍麻のみの症状を呈する.　軸索とシュワン細胞には異常なく，投薬などの処置により数週間で回復が可能である.

2）軸索断裂

　軸索に損傷が起きた状態で，知覚鈍麻に加えて異感覚，錯感覚（ピリピリ感）を呈

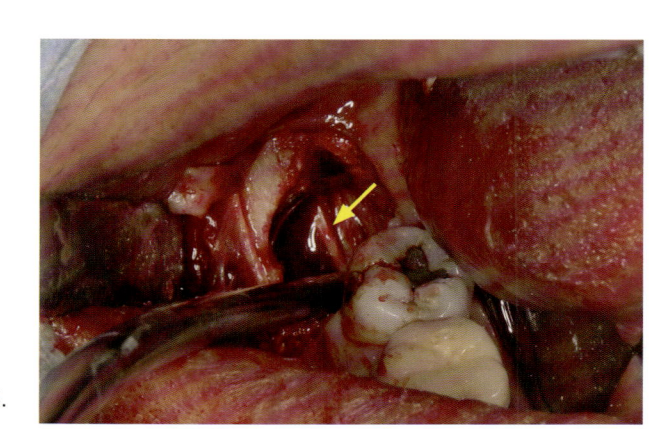

図 5-5　下顎智歯抜歯時の下歯槽神経の露出.

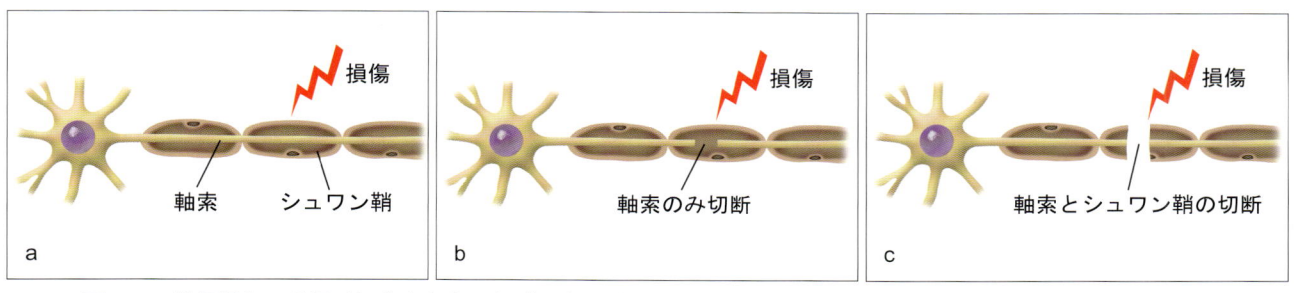

図 5-6　神経損傷の分類（堀之内康文：必ず上達 抜歯手技. クインテッセンス出版, 東京, 2010. より改変）.
a：一過性伝導障害.　b：軸索断裂.　c：神経断裂.

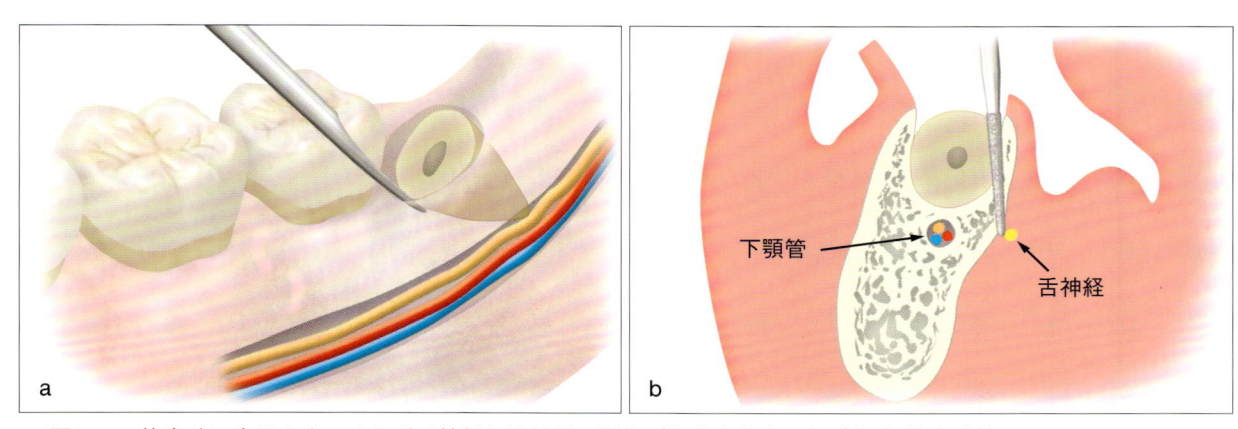

図 5-7　抜歯時に生じやすいオトガイ神経と舌神経の損傷（堀之内康文：必ず上達 抜歯手技. クインテッセンス
出版, 東京, 2010. より改変）.
a：ヘーベルによる下顎智歯歯根を押し込んでの下顎管の圧迫.
b：下顎埋伏智歯抜歯時の切削器具による舌神経損傷.

する. 回復に数カ月を要する. 投薬が必要であるが, 神経損傷の程度によっては神経
縫合や移植が必要となることがあり, 専門医への受診を勧める.

3）神経断裂

　完全知覚脱失を認める. 神経損傷後の完全な回復は得られない. 早い段階での専門
医への受診を勧める.

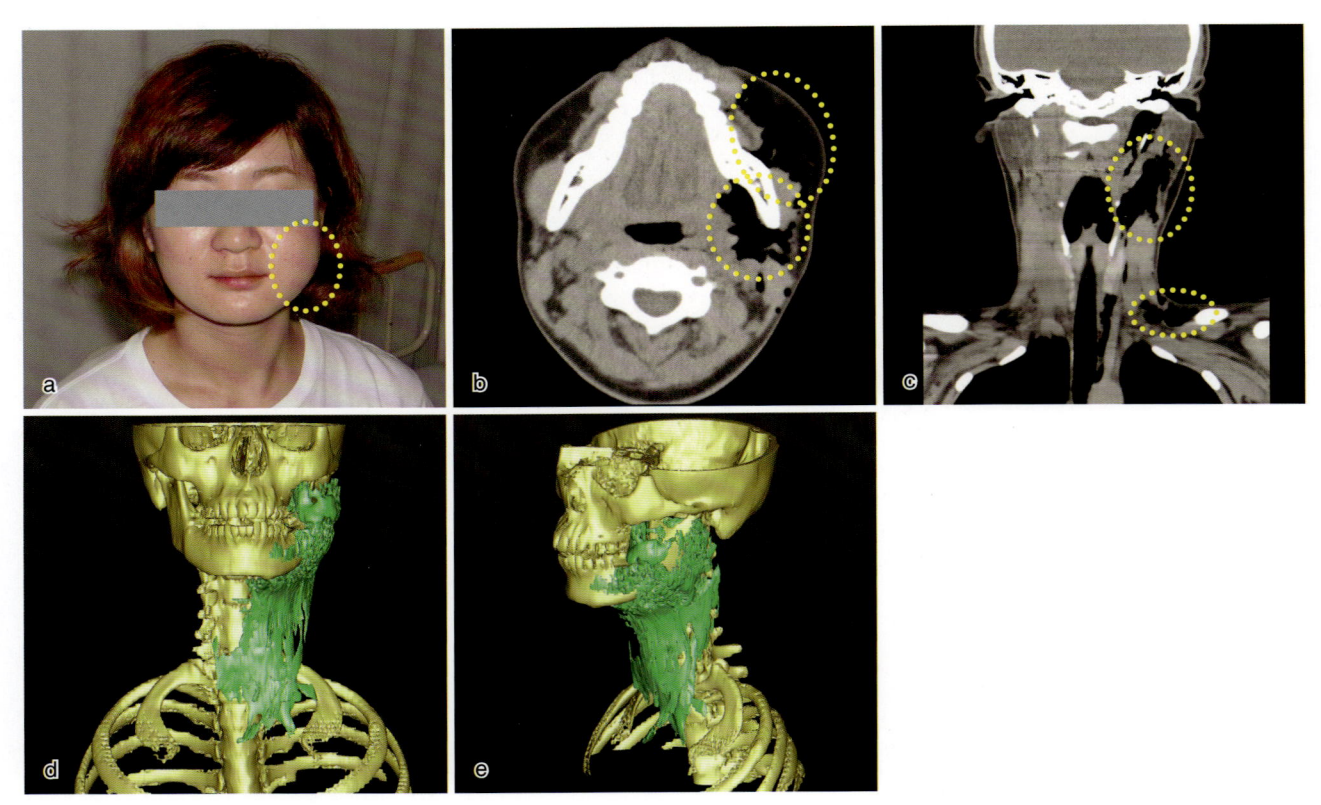

図5-8 ⌐8 の抜歯後に生じた気腫の一例.
a：左側頬部に腫脹を認める.
b・c：CT にて顔面頸部皮下および左側頬部隙から咀嚼筋隙, 翼突下顎隙, 傍咽頭隙, さらに頸動脈鞘から上縦隔に至る広範囲に気腫を認めた.
d・e：緑色で示した部分が気腫であり, 頸部への拡大が確認できる.

Ⅲ　その他の合併症・偶発症

1. 皮下気腫

　皮下気腫は, 多量の気体が皮下または組織間隙の結合組織内に侵入し, 貯留することで生じる. 歯科領域ではエアタービンの使用や根管治療の際にも報告されており, 抜歯時以外にも起こりえる合併症で, 適切な対処法を理解しておくことは重要である. 皮下気腫の症状は違和感のみの場合と疼痛を伴う場合がある. 一気に比較的多くの空気の侵入があった時には, 組織が急激に剥離されるため強い疼痛を伴うことがある. また, 口腔から侵入した空気が咽頭間隙から縦隔に波及すると不整脈や低血圧, 呼吸困難を呈することがある. 縦隔まで及んでいる可能性が疑われる時には速やかに高次医療機関への受診が必要である.

　気腫は起こりえる合併症であり, 不幸にも生じてしまったら, 患者が不安に襲われないように十分な説明を行い, 感染予防として抗菌薬の投薬を行う. そして胸部症状が出現した時には速やかな対処が必要なため, 患者と連絡をとれるようにしておくことが重要である（**図5-8**）.

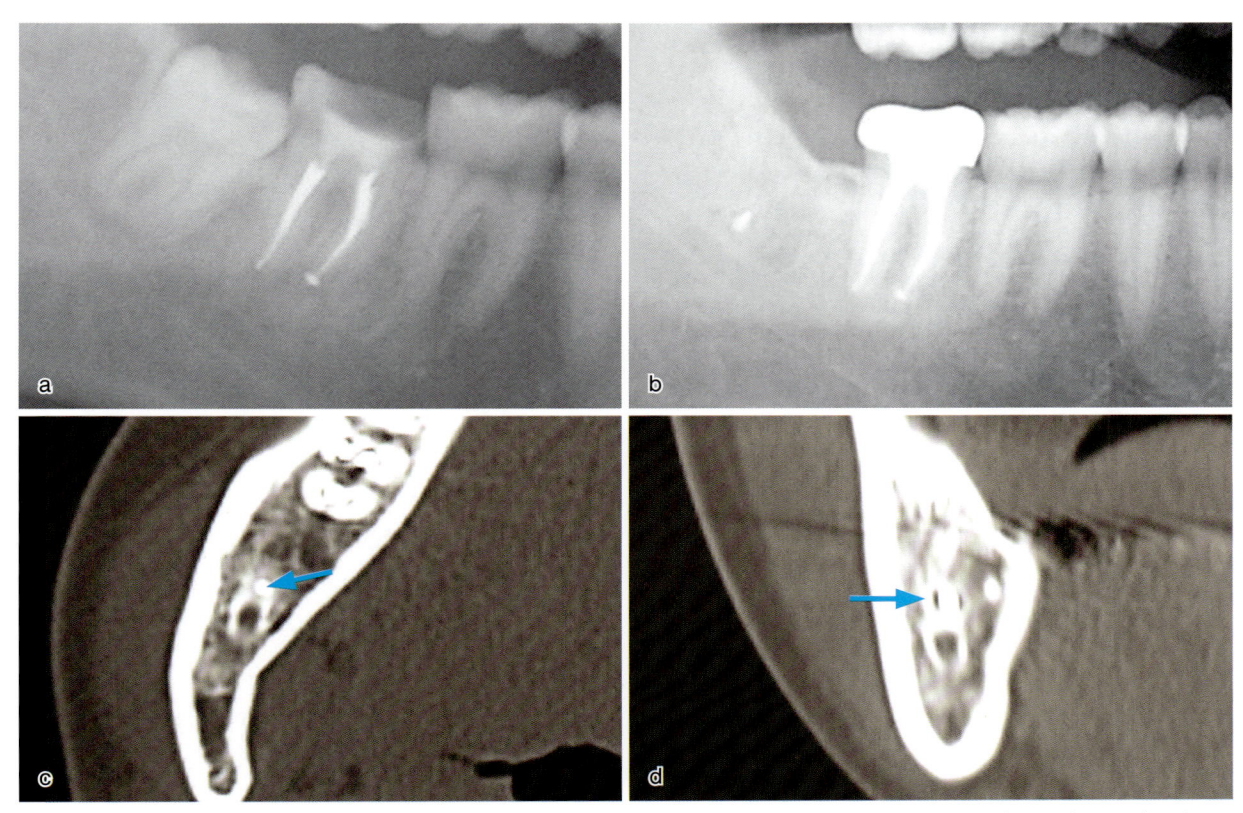

図5-9　CTにて異物の位置を確認すると下顎管に近接していた．自覚症状がないことから保存的に経過観察を行っている．
a：⟨8⟩抜歯前のパノラマエックス線写真．
b：抜歯後．⟨8⟩根尖相当部にエックス線不透過像の異物を認める．
c・d：抜歯後のCT像（水平断と前頭断）．異物は下歯槽管に接しており，無理な摘出は下歯槽神経を損傷する可能性がある．

2．異物の残存

　異物の残存も注意しなくてはならない合併症の１つである．顎骨内をバーで切削する機会が多い智歯抜歯，難抜歯では特に重要である．歯根の残存は，抜去した歯根形態を確認すれば容易に気づくことができる．しかし，バーやルートチップの先端など器具の破折に術中に気づくには細心の注意が必要となる．顎骨内に器具の破折片が存在していても目視での確認には限界がある．そのため，術後にはデンタルエックス線写真による抜歯窩の確認や，器具の損傷の有無をスタッフとともに十分に確認する必要がある．

　術後のエックス線写真によって異物が発見された時にも，臨床症状がなければ経過観察で基本的に問題ない．しかし，疼痛などの症状を有する場合には摘出を必要とする．顎骨内の残存異物の摘出では顎骨の切削が必要となり，残存歯や下顎管を損傷するリスクもあるため，口腔外科への紹介が望ましい（**図5-9**）．

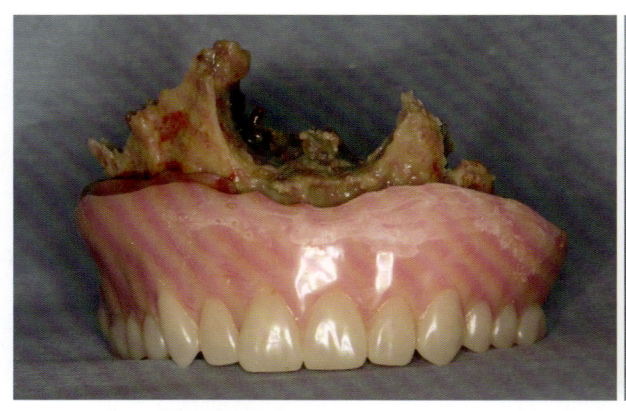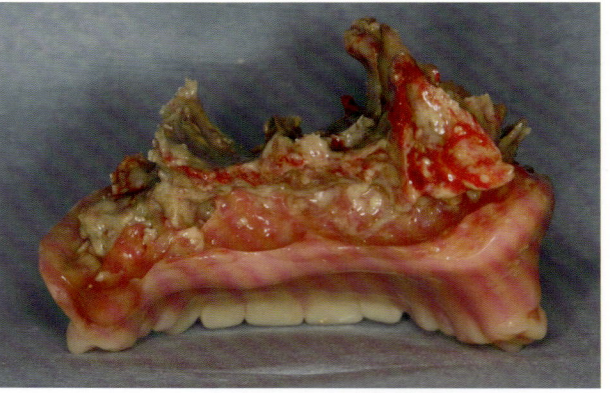

図5-10 前立腺癌骨転移患者に対してビスフォスホネート製剤を長期投与，抜歯を契機に広範囲の顎骨壊死を呈した．義歯を外すと腐骨となった上顎骨が義歯安定剤とともに外れてきた．

3．ARONJ（MRONJ，顎骨壊死）

　ビスフォスホネート製剤服用中の患者に対する侵襲的な歯科治療で生じた顎骨壊死をMarxがBRONJ（Bisphosphonate-Related Osteonecrosis of the Jaw）として2003年に初めて報告した．以来，ビスフォスホネート関連製剤の服用歴の確認は歯科医師にとって重要なものとなっている．さらに，近年ではビスフォスホネート製剤以外の薬剤でも同様の顎骨壊死の報告が知られており，骨吸収抑制薬関連顎骨壊死（ARONJ：Anti-resorptive agents-Related Osteonecrosis of the Jaw，または薬剤関連顎骨壊死，MRONJ：Medication-Related Osteonecrosis of the Jaw）として扱われている（**図5-10**）．

1）骨吸収抑制薬服用前に抜歯を行う場合

　服用開始前には，歯科医による診察を行い保存不可能な歯については事前に抜歯を行う．

2）すでに骨吸収抑制薬服用中の患者に抜歯を行う場合（12頁を参照）

　現時点では，ARONJ（MRONJ）のメカニズム，治療法は確立していない．したがって，休薬したからといって顎骨壊死の発症を防げるとは限らない．できれば保存的治療法を選択し，抜歯を避けたほうがよい．しかし，重度の炎症や疼痛により抜歯が避けられない場合には，患者に正しい知識，情報を伝えること，処方をしている主治医とよく相談し，連携を図ることが何よりも重要であり，必ず抜歯前に対診を行う．また，近年は内服薬や注射剤などのさまざまな投与経路があり，患者に対する問診だけでは不十分なこともあり，注意を要する．

4．抜歯後感染

　術後感染症の発症は手術の合併症として避けられない問題であり，患者・術者にとって術後管理を行ううえで重要な要素である．抜歯後感染の特徴，病態を理解することは，安全な医療を長期的に提供できることにつながり，双方にとって有益となる．

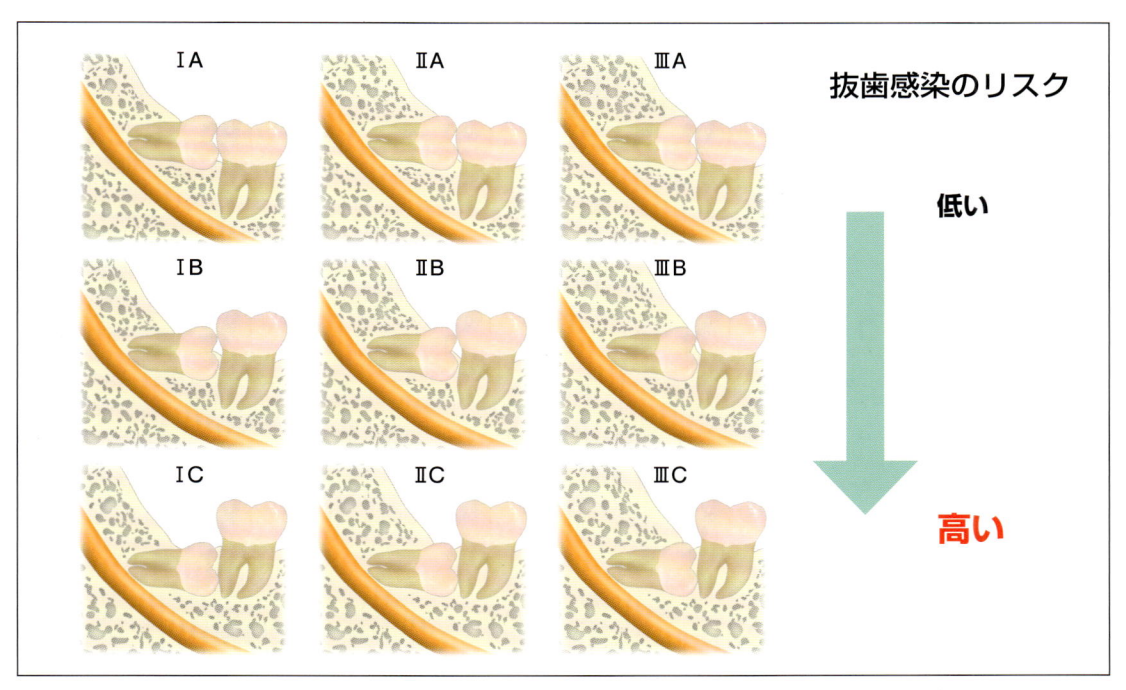

図5-11　Pell-Gregory 分類では Class（第二大臼歯遠心面から下顎枝前縁までの距離）と Position（埋伏智歯の最上点の位置；深さ）が上がるほど抜歯の難易度は高くなり，抜歯困難となる．さらに難易度に比例して，抜歯後感染のリスクも高くなる．

　智歯の抜歯後感染頻度は1.2 ～ 27％と，報告者により大きな差がある．これは，客観的に評価することの難しさと，施設間で抜歯を行う環境に差があるため，とされている．筆者らの施設ではすべて口腔外科専門医により抜歯を行っているが，筆者らが智歯抜歯の術後感染について後ろ向き調査を行ったところ，1,010人の患者を対象とした智歯抜歯後感染率は1.28％であった．2007年に日本歯科薬物療法学会によって行われた抜歯後感染の大規模調査でも，口腔外科専門医による抜歯のほうが一般歯科医よりも感染率が低いとされている．これは抜歯手術を日常的に行う口腔外科専門医ならではの手術手技の研鑽によるものである．その術後管理の勘どころを以下に示す．

　まず，部位別では下顎智歯での感染頻度が上顎に比較して圧倒的に高い．その理由として，智歯周囲の疎性結合組織が多いことや，下顎大臼歯部は骨密度が高く血液供給も上顎に比較して劣ることなどの解剖学的要因から感染しやすいと考えられている．一般に高年齢，糖尿病，貧血，腎不全，低栄養，ステロイドや抗がん剤の投与患者は易感染性であり，しかも感染症を重症化させる要因とされているが，抜歯後感染について全身的リスクファクターを検討した過去の報告でも，抜歯後感染と全身疾患との関連性は見出せなかったと述べている．

　一方，抜歯後感染の重要な局所的要因としては，智歯埋伏の深さが挙げられている．埋伏智歯の位置が垂直的に深いほど抜歯後感染のリスクが上がり，注意を要する（**図5-11**）.

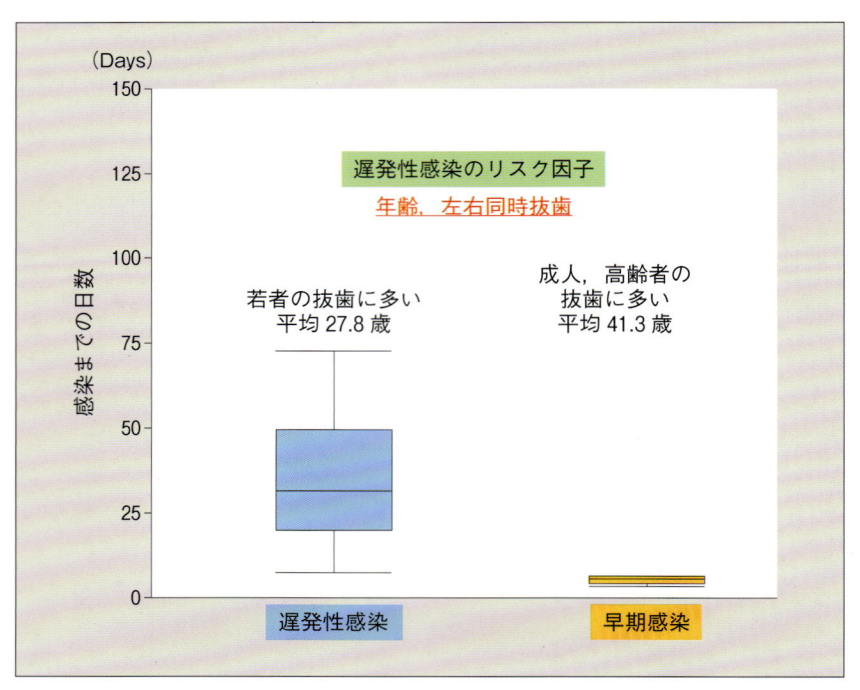

図5-12　早期感染を発症した年齢は平均41.3歳であったのに対して，晩期感染では平均27.8歳であり，年齢が若いほど，晩期の遅発性感染をきたしやすい．この結果は臨床における術後のフォローアップの一助になるであろう．

　また，下顎埋伏智歯の抜歯後感染の発症時期について早期（7日以内）と晩期（7日以降）に分けて検討を行ったところ，非常に興味深い知見が得られているので紹介したい．筆者らの報告[1]では，抜歯後感染までの平均日数は約42日であった．早期感染を発症した年齢は平均41.3歳であったのに対し，遅発性感染（晩期感染）では平均27.8歳であった．年齢が若いほど，晩期の遅発性感染をきたしやすいと考えられる（**図5-12**）．若年者では抜歯後に早期に旺盛な上皮化が起こり，抜歯窩を完全に被覆して閉鎖環境が作られる．この閉鎖環境によって嫌気性条件となるため，骨の治癒していない抜歯窩に押し込まれた食物残渣から遅発性感染を引き起こすと考えられる．言い換えれば，抜歯窩の粘膜治癒が「ゆっくり」な年齢（成人・高齢者）では嫌気性環境になりにくく，遅発性の感染を引き起こしにくいと考えられる．

　また，左右の同時抜歯を行った時にも，遅発性感染が多かった．左右同時抜歯では腫脹による開口障害が強く出やすい．そのため，抜歯部位の衛生環境が悪化しやすく，食物残渣が抜歯窩に侵入しやすい環境的影響により，前述の機序と同様の経過をたどることとなる．結果として遅発性感染を引き起こしやすいと考えられる．

　抜歯後感染は早期感染ばかりが注目されがちであるが，晩期感染のリスクを理解することは，より良い抜歯後管理の一助になると思われる．

表 5-1　歯科処置前の抗菌薬の標準的予防投与量（成人）

投与方法	βラクタム系抗菌薬アレルギー	抗菌薬	投与量	投与回数	備考
経口投与可能	なし	アモキシシリン	2g*1,*2	単回	処置前 1 時間
	あり	クリンダマイシン	600mg	単回	処置前 1 時間
		アジスロマイシン	500mg		
		クラリスロマイシン	400mg		
経口投与不可能	なし	アンピシリン	1〜2g	単回	手術開始30分以内に静注，筋注，または手術開始時から30分以上かけて点滴静注．
		セファゾリン	1g		
		セフトリアキソン	1g		手術開始30以内に静注，または手術開始時から30分以上かけて点滴静注．
	あり	クリンダマイシン	600mg	単回	手術開始30以内に静注，または手術開始時から30分以上かけて点滴静注．

＊1：または体重あたり30mg/kg
＊2：何らかの理由でアモキシシリン2gから減量する場合は，初回投与5〜6時間後にアモキシシリン500mgの追加投与を考慮する．

表 5-2　歯科処置前の抗菌薬の標準的予防投与量（小児）

投与方法	βラクタム系抗菌薬アレルギー	抗菌薬	投与量	投与回数	備考
経口投与可能	なし	アモキシシリン	50mg/kg（最大2g）	単回	処置前 1 時間
	あり	クリンダマイシン	20mg/kg（最大600mg）	単回	処置前 1 時間
		アジスロマイシン	15mg/kg（最大500mg）		
		クラリスロマイシン	15mg/kg（最大400mg）		
経口投与不可能	なし	アンピシリン	50mg/kg（最大2g）	単回	手術開始30分以内に静注，筋注，または手術開始時から30分以上かけて点滴静注．
		セファゾリン	50mg/kg（最大1g）		
		セフトリアキソン	50mg/kg（最大1g）		手術開始30以内に静注，または手術開始時から30分以上かけて点滴静注．
	あり	クリンダマイシン	20mg/kg（最大600mg）	単回	手術開始30以内に静注，または手術開始時から30分以上かけて点滴静注．

5．感染性心内膜炎

　感染性心内膜炎（IE）は，弁膜や心内膜，大血管内膜に細菌集簇を含む疣腫（vegetation）を形成し，菌血症，血管塞栓，心障害などの多彩な臨床症状を呈する全身性敗血症性疾患である．IE はそれほど発症率の高い疾患ではないが，いったん発症すると，的確な診断のもと適切に奏効する治療を行わなければ多くの合併症を引き起こし，最悪の場合は死に至ることもある．

　その原因として観血的な歯科治療や歯科外科手術などもその 1 つとされており，誘因となる病歴が発熱以前に存在する症例は約25％と報告がある．実際に IE を発症し

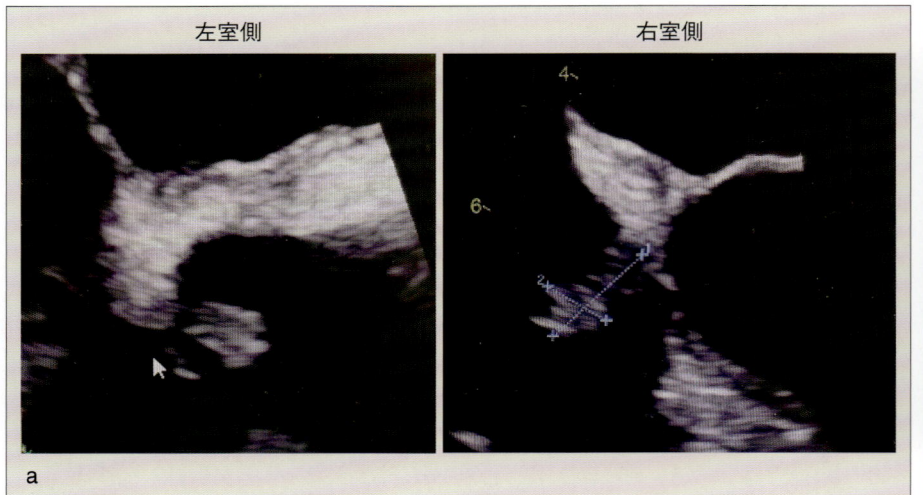

左室側　　　　　　　　右室側

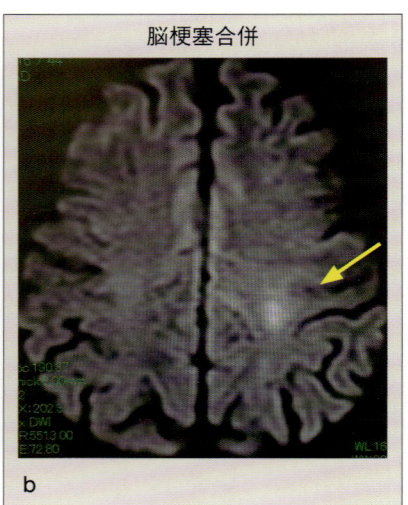

脳梗塞合併

a

b

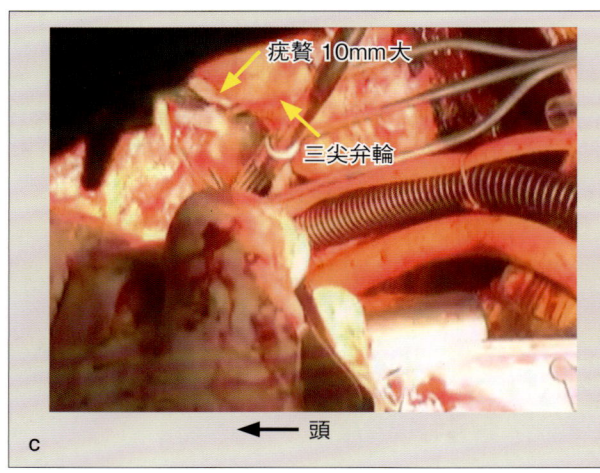

疣贅 10mm大

三尖弁輪

c

← 頭

右心房を切開し，房室中隔に付着した疣贅を確認・切除し，大動脈弁置換術を行った（香川県立中央病院心臓血管外科・山本　修先生のご厚意による）．

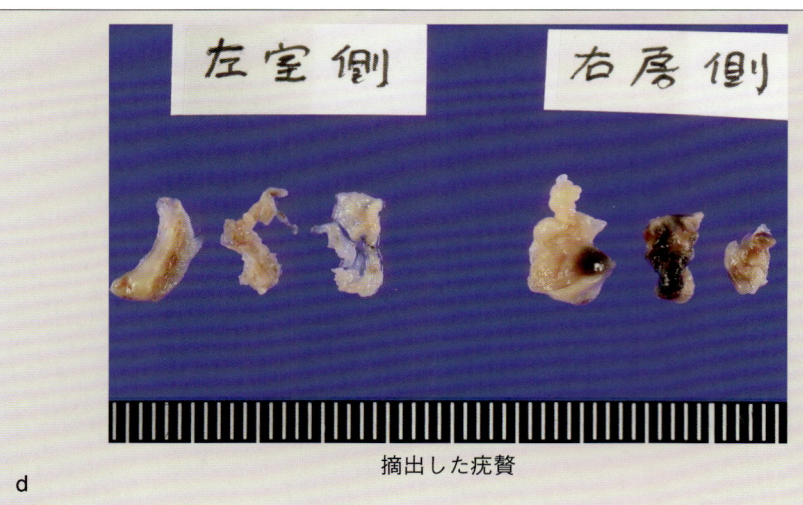

左室側　　右房側

摘出した疣贅

d

図 5-13　症例：63歳，男性.
2007年　大動脈弁置換術
2018年11月下旬　抜歯を施行
同年12月中旬頃から全身倦怠，発熱し近医内科を受診．精査加療のため12月中旬に当院を受診し血液培養を行うと，Streptococcus属の検出を認めた．抜歯の術前・術後に抗菌薬の処方はなく鎮痛剤の処方のみであったとのこと.

a：入院後の心臓超音波検査にて大動脈弁輪と三尖弁上の房室中隔に疣贅を認めた．

b：大動脈弁に付着した疣贅から，脳梗塞を合併していた．

c・d：感染性心内膜炎と診断し当院心臓血管外科にて右心房と上行大動脈を切開し，弁に付着した疣贅を確認・切除し，大動脈弁置換術を行った.

た患者に対し，循環器内科医・心臓血管外科医は，観血的な歯科治療の既往ならびにその治療の際の抗菌薬の使用の有無について必ず問診を行う．そのため，われわれ歯科医師にとっても重要な疾患であり，適切な知識が必要となる．IE の90％に及ぶほとんどの症例では発熱が認められ，大動脈弁や僧帽弁疾患を含めた弁膜症や先天性心疾患を過去に指摘された症例に歯科治療，歯科外科手術後に発熱が認められた際には，診査・診断をしたほうがよい．また，その予防対策として『術後感染予防抗菌薬適正使用のための実践ガイドライン』では，術前にアモキシシリン 2 g経口投与，アンピシリン 1 gの点滴静注が推奨されている（**表 5 - 1・表 5 - 2**）．

　重要なのは，われわれ歯科医師も歯科処置に伴う IE のリスクを十分に理解し，対策を行ったうえで，術後の全身状態の変化に早期に気づくことであると考えている．

参考文献

1 ）Sukegawa S, Kanno T, Furuki Y：What are the risk factors for postoperative infections of third molar extraction surgery：A retrospective clinical study? Med Oral Patol Oral Cir Bucal, 2019 Jan 1：24（1）：e123-e129. doi：10.4317/medoral.22556.

索引

＜HYORONブックレット＞

◆「HYORONブックレット」は，月刊『日本歯科評論』誌上でご好評をいただき，バックナンバーとしても多くのご要望があった特集などを，雑誌掲載後の情報も適宜追加し，ワンテーマの書籍として読みやすく再編するシリーズです．

◆本書は，2017年6月号掲載「特集：安全に，そして上手に行う難抜歯」（著／管野貴浩，助川信太郎，古木良彦）を再編しました．

HYORON ブックレット

安全に，そして上手に行う難抜歯
患者の全身状態の術前評価と埋伏歯・残根の抜歯のポイント

2019年4月10日　第1版第1刷発行　　　　＜検印省略＞

著　者　　管野貴浩／助川信太郎／古木良彦

発行者　　髙　津　征　男

発行所　　株式会社 ヒョーロン・パブリッシャーズ

〒101-0048　東京都千代田区神田司町 2-8-3　第25中央ビル
TEL 03-3252-9261〜4　振替 00140-9-194974
URL：http://www.hyoron.co.jp　E-mail：edit@hyoron.co.jp
印刷・製本：錦明印刷

©KANNO Takahiro, et al, 2019 Printed in Japan
ISBN978-4-86432-050-4　C3047
落丁・乱丁本は書店または本社にてお取り替えいたします．